血糖コントロールの実践

臨床に根ざした糖尿病治療

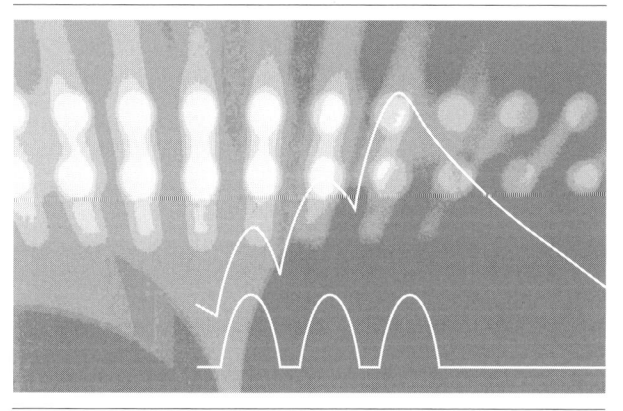

Yasuo Hiyoshi
日吉泰雄 ……… 著

名古屋大学出版会

はじめに

　糖尿病ではさまざまな慢性合併症が起こってきますが，発生してしまった合併症の治療には苦労します．それゆえ，「血糖コントロール」を良好に維持することは重要であって，その作業が糖尿病診療の中で大きな位置を占めることになります．

　しかし，血糖コントロールを良好に維持することは容易ではありません．その一番の要因は適切な療養行動を「継続すること」が難しいからといわれますが，本当でしょうか？

　私はそれ以外に重要なことがあると考えます．

　「血糖コントロール」という言葉があたりまえのように使われていますが，しかし，血糖コントロールに関わることすべてが明確か，というとそうではなく，それが血糖コントロールを良好に維持することを困難にしている要因ではないか，と考えるのです．

　以下に具体的に述べます．

①ヘモグロビン A1c が偏重されていないか

　日本糖尿病学会編集の「糖尿病治療ガイド」には血糖コントロールの「指標」として，ヘモグロビン A1c（以下 A1c と略記）が重視される，とあります．一方，血糖値については，「A1c を補完する重要な代謝指標」という難しい説明があります．

　具体的には，「食後 2 時間値は心血管疾患との関連があって重要」とあります．しかし，糖尿病療養の現場では簡易血糖測定器が普及していて患者さんによる血糖測定は頻度高く行われますが，それについてはとくに言及がありません．

　日々の療養生活において，食前や就寝時の血糖値についての情報は，インスリン注射の調整や低血糖予防に必要な間食摂取を決めるために必須のものです．

そうすると，A1cだけでなくさまざまな時間における「血糖値」について目標値を定めるべき，ということになるのではないでしょうか。

そして，時間経過でいうと「血糖値」が先でA1cは後なのです。原因と結果の関係なのです。糖尿病治療ガイドには「A1cと血糖値の間には定常的な相関性はない」とありますが，なんらかの関係性を求めることはできないのでしょうか。

②「動く」と血糖値は下がる

血糖値は炭水化物（分解するとブドウ糖）摂取で上昇しますが，食後の身体活動によってブドウ糖はインスリンの作用なしで消費され，糖尿病の患者さんでは，その分上昇は抑制されます。

この事実が臨床の場で軽視されていないでしょうか。

この20年間に基礎研究の大きな進歩とともに多数の血糖降下薬が開発され実用化されました。どの「くすり」も有用であって糖尿病治療に欠かすことはできません。しかし，現在の糖尿病治療は薬物療法へ大きく偏っている印象があります。血糖値変動には「食べる」，「動く」のバランスが大きく関わるので3つの要素（「くすり」，「食べる」，「動く」）を総合的に扱う必要があるはずです。「くすり」だけでは良好な血糖コントロールを得ることはできないのです。

③炭水化物が一番重要

三大栄養素の中で直接，食後血糖値を上げるものは炭水化物（糖質）だけです。それゆえ，「糖質制限」が良好な血糖コントロールを得るための有用な方策となる可能性は大きく，十分に検討される必要があります。

本書は，糖尿病診療に携わる現場の医師の立場から，「血糖コントロール」について論理的探究を行ったものです。臨床医の基本の職能は「たしかな事実を活用して患者さんの病態を論理的に説明すること」と考えます。この思考法を，血糖コントロールについて基本の生理や病態を理解するために活用しました。

読者として一般医家や研修医，医学生だけでなく，糖尿病療養指導に従事される看護師や栄養士，薬剤師などのコメディカルスタッフの方々も念頭におきました。糖尿病診療はチーム医療ですから，血糖コントロールに関する著作は医師だけでなくコメディカルスタッフも理解できる，あるいは，医師とコメディカルスタッフとで共有できるものが価値を持つと考えるからです。それゆえ，わかりやすいようにていねいな論述を心がけました。

　なお，読者の理解を高めるために「症例」を多数，提示しましたが，すべて事実を基に創作を加えて一般化したものです。特定の患者さんに直接，結びつくものではありません。

目　次

はじめに　i

第1章　血糖変動——エネルギー代謝とホルモンの視点から　1

1　生体のエネルギー源　1
2　血糖値の恒常性　7
3　食後血糖値上昇抑制のしくみ　11
4　糖質摂取と身体活動と血糖変動　14

第2章　血糖コントロールが良好とは　17

1　A1cだけで評価してよいのか　17
2　食後の高血糖が大血管症のリスク要因である　20
3　低血糖の回避が重要　22
4　血糖コントロールの目標値　30

第3章　目標血糖値とA1c　36

1　血糖値をマークするポイント　36
2　ヘモグロビンA1cの意義　38
3　「コモンモデル」を利用する　44

第4章　体重について　48

1　エネルギー摂取量計算の問題点　48
2　肥満について　52
3　食　欲　62
4　目標体重　66

目　次　v

第5章　糖尿病と運動　……………………………………………… 70

    1　運動の有用性とそのしくみ　70
    2　運動の効果の実際：どれくらい血糖値は下がるのか　72
    3　「運動」とNEAT　73
    4　運動の効果の限界，問題点　74

第6章　血糖コントロールのしくみ　…………………………………… 78

第7章　糖尿病のくすり（血糖降下薬）　………………………………… 85

    1　起床時血糖値を下げるか食後血糖値を下げるか　85
    2　基礎分泌を補充するインスリン注射　86
    3　スルホニル尿素剤（SU薬）　90
    4　チアゾリジンとビグアナイド　94
    5　食後血糖値を抑える薬　96
    6　過食に勝てる血糖降下薬はない　100

第8章　「マッチング」ということ　…………………………………… 101

    1　「マッチング」は軽視されている　101
    2　食事糖質と身体活動のマッチング　104
    3　速効性血糖降下薬を加えたマッチング　112
    4　血糖値を上昇させる物質「カーボ」　116
    5　カロリー分配の問題　119

第9章　食事療法の基本原則　………………………………………… 124

第10章　糖質，脂質，蛋白質　………………………………………… 129

    1　糖　質　129
    2　脂　質　138
    3　蛋白質　146

第11章　糖質と脂肪ではどちらが問題か ……… 148

1　糖質と脂肪のカロリー比率の問題　148
2　米国糖尿病学会の食事勧告の変遷　150
3　脂肪と糖質，どちらが太りやすいか　154
4　食べ物に含まれる脂肪（油脂）について　156
5　むしろ糖質が問題だ　162

第12章　糖質を制限する ……… 166

1　「糖質制限」の目標値　166
2　私の考える「糖質制限食」　170
3　なぜ，日本人の2型糖尿病が急増したのか　176

終　章　「血糖コントロール法」の総括，そして基本の原理を振り返る ……… 181

あとがき　187
参考図書　188
索　引　189

第1章

血糖変動——エネルギー代謝とホルモンの視点から

　糖尿病にはインスリンを中心としたホルモンが深く関わっています。しかし，「血糖コントロール」を理解するには，ホルモンだけでなく「エネルギー代謝」の関わりを軽視することはできません。各種ホルモンとエネルギー代謝の二元論で捉える必要があるのです。

1　生体のエネルギー源

ブドウ糖と脂肪酸

　ヒトなど高等動物が利用するエネルギー源にはブドウ糖と脂肪酸の2つがあります。なぜ2つあるのか，それは単純な優劣の問題ではありません。ブドウ糖が「主」で脂肪酸が「従」と考える人もいるでしょうが，それは正しくないようです。

　生体を構成する器官，組織の中でブドウ糖利用が多い代表は脳（脊髄，末梢神経を含む）と骨格筋です。ただし骨格筋は安静時には脂肪酸を利用し，動く量が増えるときにブドウ糖を利用します。赤血球もブドウ糖を利用します。しかし，それ以外の臓器，組織は，一部例外はありますが，基本的に脂肪酸をエネルギー源として利用するのです。

　そうすると，生体の基本エネルギーは脂肪酸であって，ブドウ糖の利用は特殊な場合に限定されている，と捉えることができそうです。

　まず，骨格筋について見てみます。

　生理学の教科書には次のように記載されています。

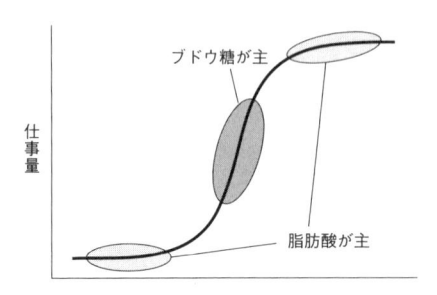

図1 仕事量とブドウ糖，脂肪酸利用の関係（イメージ）。仕事量が増加して安定したときも脂肪酸が主に利用される。

「骨格筋はエネルギー源として安静時には主に脂肪酸を利用している。運動を開始すると，使われる骨格筋においては，まず骨格筋のグリコーゲンが利用され，次いで肝臓のグリコーゲンの分解と糖新生により供給されるブドウ糖が利用される。そして，運動を長時間継続すると，脂肪組織に蓄えられている中性脂肪（トリグリセリド）の分解により供給される脂肪酸が使われる。」

以上より，原則が2つあると理解できます（図1）。
①仕事量（エネルギー使用量）が安定しているときに脂肪酸を使う。
②仕事量（エネルギー使用量）が増加するときにブドウ糖を使う。

つまり，ブドウ糖は速やかに利用できますが，脂肪酸を利用するには（正確には，脂肪酸の利用速度を上げるには），ある程度時間を要するのです。

このことが，ブドウ糖と脂肪酸の性質の差として重要であると考えます。骨格筋が使われる強度が上がるとき，エネルギー需要が急増しますが，脂肪酸の動員増加は間に合わず，ブドウ糖が利用されるのです。

ブドウ糖利用の典型を「狩の場面」で見ることができます。ライオンがシマウマに猛然と襲いかかるとき，そしてシマウマが俊敏に逃げるとき，ともにエネルギー源はブドウ糖と考えられます。

マラソン選手ではペースを上げるときにブドウ糖の利用が増加して，速いペースでも安定スピードで走行中には脂肪酸が多く利用されます。日常の身体活動でも同様であって，身体活動が増加するときにはブドウ糖が使われ，増加して強度が安定したときにふたたび脂肪酸の利用が増えるのです。

次に脳です。

脳は飢餓時には脂肪酸も利用しますが，通常はブドウ糖を利用します。

その理由も「利用できる速さ」で説明できると考えます。

脳の活動は構成する140億個もの脳細胞のめまぐるしいオン，オフを基に成り立っています。それはブドウ糖でないと対応が困難であると考えるのです。

そして骨格筋と脳以外の器官，組織は，活動がゆったりしていて脂肪酸だけでだいたい間に合うのです（赤血球もブドウ糖だけを利用します。赤血球の活動は脳のような速やかさはありませんが，血管の中を浮遊漂流しているため，血漿内のブドウ糖を都合よく利用するのです）。

生体の基本エネルギーは脳を除いて脂肪酸と考えられます。

そのことは臨床の場面で実感させられます。

低血糖昏睡で搬送された患者さんは大脳や意識中枢のはたらきは大きく低下していても，多くの場合，呼吸や心臓の拍動は問題がありません。ガス交換を行う肺の機能は脂肪酸で支えられていて，呼吸筋も心筋も脂肪酸を利用しているのです。

ここでひとつ疑問が生じます。

速やかに利用できるブドウ糖のほうが脂肪酸よりもエネルギー源として優れていることになりそうです。なぜ，生体の多くの臓器，組織はあえて脂肪酸を利用するのでしょうか。

その主な理由はブドウ糖の持つ「有害性」にあると考えます。ブドウ糖は，糖化反応や活性酸素の発生増加によって血管内皮細胞を傷害するのです。（遊離）脂肪酸も有害性を持つようですが，ブドウ糖の有害性がより強いので可能なところは脂肪酸を割り当てるシステムになった，と想像するのです。

グリコーゲンとトリグリセリド

ヒトを含め高等動物は，エネルギーを食物で摂取して利用します。しかし，エネルギーの必要に応じてちびちび食べるわけにはいきません。摂取したエネルギーの一部はすぐに使われますが，多くは貯蔵エネルギーの形で蓄えられ，必要に応じて供出されるしくみとなっています。

ヒトの貯蔵エネルギーはグリコーゲンとトリグリセリド*です。

グリコーゲンはブドウ糖が枝状に結合したもの，トリグリセリドは脂肪酸3分子とグリセリン1分子の化合物です。ブドウ糖はグリコーゲンだけでなくト

リグリセリドの材料にもなります。グリコーゲンは肝臓と骨格筋に、トリグリセリドは脂肪組織に蓄えられます。必要になるとそれぞれブドウ糖や脂肪酸へと分解され消費されます。

　肝臓と骨格筋のグリコーゲンが、「ブドウ糖の高度利用」を支えています。

　脳はブドウ糖をたくさん利用しますが（1日100g以上）、脳細胞はブドウ糖を蓄えることも合成することもできません。ブドウ糖の供給が途絶えると重度の障害が引き起こされます（いわゆる「低血糖昏睡」）。

　脳に持続的に安定してブドウ糖を供給する必要があるのですが、それを肝臓のグリコーゲンが担っています。

　骨格筋のグリコーゲンは前述のように骨格筋の仕事量（運動量）が急に増えるときに利用されます。

　貯蔵エネルギー量はトリグリセリドの方がずっと多いのです。体重60kgの人ではグリコーゲン貯蔵のキャパシティは肝臓、骨格筋の両方を合わせてもせいぜい1000kcalにすぎません。一方、体脂肪が20％であれば貯蔵脂肪の持つエネルギーは80,000kcal余となります。単純計算では食事をとらなくても体脂肪だけで約40日の生存が可能です。

　貯蔵可能量が圧倒的に多いことも、生体の基本エネルギーが脂肪酸であることの理由になりそうです。

　しかし、それは「生存」だけを考えた場合です。「人間としての機能」（脳とくに大脳の活動、そして俊敏、ときには激しい身体活動）を考えるとき、その捉え方はあまり意味があるとはいえません。

> ＊トリグリセリド：中性脂肪との呼称が一般的とも考えます。しかし、「脂肪」という用語が他でもいろいろと使われるので、本書では「トリグリセリド」を使うことにしました。

基礎代謝と活動代謝に分けてみる

　基礎代謝とは消化や循環、体温の維持など「生存」のために生体が必要とするエネルギーです。ベッド上安静状態で消費するエネルギーにほぼ等しいと考えてよいものです。活動代謝はヒトが「動物」として動くのに必要なエネルギ

ーです。多くは骨格筋で消費されるものです。

ヒトのエネルギー消費を基礎代謝と活動代謝に分けると，エネルギー利用は概ね次のように表すことができます。

基礎代謝：
  脳（脊髄，末梢神経を含む）：ブドウ糖
  脳（脊髄，末梢神経を含む）以外：脂肪酸中心
活動代謝：ブドウ糖中心

活動代謝は「ブドウ糖中心」としました。マラソンに代表されるように筋肉運動の強度が高いところで安定すればエネルギー源として脂肪酸の利用も増加するでしょうが，五月雨様に増えたり減ったりする状況ではブドウ糖に頼るところが大きいものと推定します。それゆえ，活動代謝のエネルギー源はブドウ糖中心であると考えます*。

使用されるブドウ糖と脂肪酸のエネルギー比率はどうなるのでしょうか。

脳，神経系以外の基礎代謝をすべて脂肪酸，活動代謝をすべてブドウ糖とし，脳の消費エネルギーを一日 400 kcal（ブドウ糖 1 g は 4 kcal）とすると，一日の総消費エネルギーが 2000 kcal で基礎代謝，活動代謝の比率が 7 対 3 の人ではブドウ糖 50％，脂肪酸 50％と計算されます。

食事中の三大栄養素のカロリー比率は重要な問題で第 9 章以降で扱いますが，このような考察もひとつの材料になると考えます。

　　　＊ブドウ糖の供給が不足気味の状況では活動代謝で利用される脂肪酸の量が増える
　　　　と推定します。

インスリンは「すぐには使われない」ブドウ糖の取り込みを促進する

ここで，インスリンが登場します。インスリンはいうまでもなく，血糖値，つまり血液中のブドウ糖濃度の制御に大きく関わっているホルモンです。そして，糖尿病という疾患はインスリンに関する異常（故障）が大部分を占めるのです。そのインスリンの役割を理解することは重要です。

インスリンの主要な作用の1つとして，「細胞がブドウ糖を取り込むのを促

進する」としばしば説明されます。しかし、この説明は正確ではありません。

　まず、骨格筋の場合です。

　骨格筋の活動が小さいときはエネルギー源の中心は脂肪酸であってブドウ糖の必要は大きくありません。しかし、骨格筋のグリコーゲンの容量に空きがあって血液中にブドウ糖が余っていると（つまり食後です）、骨格筋細胞はインスリンの協力のもとにブドウ糖を細胞内に取り込みます。取り込まれたブドウ糖はグリコーゲンへと合成されます。

　そして、骨格筋の活動が大きいときにはブドウ糖の利用が増加します。その際、骨格筋内のグリコーゲンが使われますが、血液中にブドウ糖が過剰にあるとそれも使います。しかしこの時には、骨格筋細胞内にブドウ糖を取り込むのにインスリンの助けを必要としないのです。

　続いて脳の場合ですが、脳細胞はブドウ糖を蓄えることができません。必要なブドウ糖を逐次、取り込むのですが、ここでもインスリンを必要としないのです。

　つまり、骨格筋でも脳でも、即必要なブドウ糖は「インスリンのはたらきなしで」細胞内に取り込むことができるのです。

　もうひとつ重要な事実があります。それは、「細胞がブドウ糖をエネルギーとして利用する（ATPに変換する）とき、臨床的にはインスリンの関わりを考慮する必要はない」ということです。

　つまり、インスリンは、生体がブドウ糖を「即」エネルギーとして利用することには関わっていないのです。

　それではインスリンの役割はなんでしょうか。

　それはエネルギーの「貯蔵」です。

　食事で摂取された糖質*→ブドウ糖の一部はそのまま脳や赤血球、そして身体活動があれば骨格筋ですぐに利用されます。その際にはインスリンは必要ありません。インスリンは「すぐには使われない」ブドウ糖を肝臓と骨格筋細胞内に取り込み、グリコーゲンとトリグリセリドへ変換するのを促進するのです。

　　　＊第10章で詳述しますが、「炭水化物」はエネルギー源となる「糖質」とエネルギ

一源とならない「食物繊維」に分けられます。糖質を含め炭水化物は単糖と呼ばれる基本部品の結合でできています。単糖には多種ありますが代表がブドウ糖で大部分を占めます。

2　血糖値の恒常性

血糖値とインスリン分泌

　さて，ここからは「血糖値」に視点を移します。

　血糖値とは血液中のブドウ糖濃度です。血糖値の単位は mg/dl（以降，単位の記載は省きます）で，健常人では空腹時の血糖値は 80〜100 程度の狭い範囲に収まっています。循環血液量を 5L とすると血液中のブドウ糖量はわずか 4〜5g なのです。組織液を含めても 10〜13g です。ブドウ糖はエネルギー源であっても，血液中には少量しか存在しないのです。

　健常人では空腹時，血糖曲線は小刻みに変動していますが，イメージとしては「一定」としてよいものです。食事をとると上昇しますが，40〜60 分くらいでピークとなった後，元に戻ります。上昇する幅はせいぜい 30〜50 で，元の値のせいぜい 0.5 倍ほどです。

　表面に出る血糖値の変動だけを見ていると穏やかです。空腹時の一本線のベースライン（基線）があって，食後の短時間，少しだけ上昇するのです（図 2 上）。

　しかし，内部で起こっていることはけっこう大掛かりなのです。

　食事を摂取すると食事中の糖質はブドウ糖を中心とする単糖に分解され吸収され，門脈内には多量のブドウ糖が流入します。糖質のカロリー比率が 60% である 600kcal の食事をとったとき，流入するブドウ糖の量は 90g 近くであって，これは食事前に血液中に存在する量の 20 倍に相当します。

　それに対応してインスリン分泌も大きく増加します。インスリンは膵臓から分泌され，食事からのブドウ糖と門脈内で合流し肝臓に入ります。多くのブドウ糖が肝臓に取り込まれインスリンも必要分が肝臓で消費されます。残ったブ

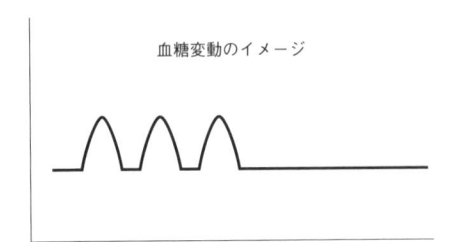

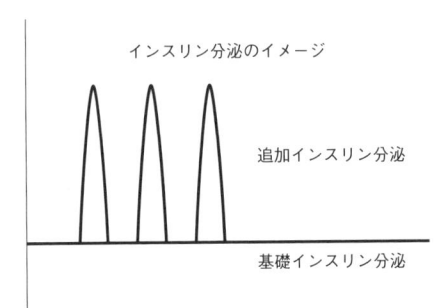

図2 血糖値は空腹では一本の基線に維持され、通常量の食事をとったとき一過性に上昇するが高々50mg/dl程度の上昇に抑制される。そこに急峻な追加インスリン分泌の存在がある。

ドウ糖とインスリンは全身を巡り、ブドウ糖の多くは最大のエネルギー消費器官である骨格筋に取り込まれます。

末梢の静脈血で測定されるインスリン量は肝臓で相当分が消費された残りですが、それでもスパイク状の大きな分泌が観察されるのです。インスリン濃度のピークは食前の数倍〜5倍以上となります。追加のインスリン分泌は急勾配で始まり血糖降下とともに速やかに減退するのです。

インスリン分泌は図2下のように二段構造で理解することが妥当です。土台は食事摂取に関係なく少量ですが途切れることなく持続性に分泌されている部分で「基礎インスリン分泌」と呼ばれます。一本線の「基線」の維持に関わっています。一方、食事摂取によって消化管からブドウ糖が取り込まれると、それに反応して急速なインスリン分泌が起こります。これを「追加インスリン分泌」と呼びます。

血糖値は高くても低くてもいけない

ブドウ糖の急増に対しインスリンの急増があって、結果として手や腕の血液で計れる血糖値の変動は、何事もなかったかのように小さい範囲に食い止められているのです。

このことはなかなかすごいことと考えます。しかしなぜ、急で大きなインスリン分泌が必要なのでしょうか。先々項で述べたように、インスリンのはたらきは「余ったブドウ糖を貯蔵エネルギーに変換する」ことでした。その作業で

あれば急いで行う必要はないと考えられます。

　理由は，やはり，ブドウ糖の持つ「有害性」に求めることができると考えられます。冒頭の項で述べたように，ブドウ糖は速やかに利用できる優れたエネルギー源ですが，脳と筋肉（活動代謝）の限定使用でした。その理由をブドウ糖の「有害性」と説明しましたが，同じ理由で食後血糖値の急上昇が抑制されるのです。

　高血糖による血管の傷害が糖尿病合併症の原因の中心と考えられています。どれくらいまでの血糖上昇が許容されるかというとけっこう厳しいようです。健常人では食後血糖値のピークは140くらいですが，それを少し超えた160～180でも問題になるようです。

　ブドウ糖は有用なエネルギー源ですが，扱いにくいものなのです。食後の血糖上昇は30～50程度までですが，ほんとうは少しも上げずに「基線」を維持したいのではないでしょうか。大量のブドウ糖流入に対し大量のインスリンを分泌する奮闘によって，なんとか30～50の上昇にくいとめていると考えます。

　一方，血糖値は低くてもだめなのです。

　それは，もちろん，脳へのエネルギー供給が必要なためです。脳へのブドウ糖の安定供給が維持されるためには，血糖値は「基線」を安易に下回ってはいけないのです。

　つまり，血糖値は高くても低くてもいけないのです。生体は一本線の「基線」あるいはたった1つの血糖値を志向しているのです。

　そして，それを可能にするシステムが存在するのです。それはインスリンとグルカゴン（後述），肝臓のグリコーゲンを中心とするものです。血糖値を上げたくないため，血液中のブドウ糖はわずか4～5gにしておく一方，グリコーゲンの形で数百gをプールしておいて，血液中の不足があればいつでも供出できるように準備しているのです。

　このシステムによって危険物質でもあるブドウ糖をエネルギー源にすることが可能になったのです。

血糖値の恒常性：「基線」の維持

　血糖値が上がるのを抑えるホルモンはインスリンだけですが，血糖値を上げるホルモンは多数あります。
　グルカゴン，ノルアドレナリン（交感神経），アドレナリン（副腎髄質ホルモン），コルチゾル（副腎皮質ホルモン），成長ホルモン，まとめてインスリン拮抗ホルモンとも呼ばれます。
　グルカゴンの作用の中心は血糖値を上げることですが，それ以外の拮抗ホルモンでは，さまざまな作用を持つ中の1つに血糖値を上げる作用もある，ということです。
　そして「拮抗」とは「せめぎ合う」といった意味ですが，インスリンとグルカゴンは拮抗しながらも協調的にはたらいています。それ以外の拮抗ホルモンについては，それぞれがそれぞれの役割を果たそうとする中で血糖値は上昇へと向かいますが，それに対しインスリンは専守防衛的に分泌を増やし対抗するのです。
　グルカゴンはインスリンのパートナーといっていいでしょう。インスリンと同じく膵臓のランゲルハンス島から分泌されますが，グルカゴンはα細胞，インスリンはβ細胞からです。ご近所どうしなので密な連絡のとりあいがあるのでしょう。両者の「協調的」なはたらきによって空腹時の一本線の「基線」が維持されます。血糖値が「基線」を上回ればインスリンの分泌が増えグルカゴンの分泌が減る，下回ればその逆が起こる，そのような精妙なしくみがあると考えます。
　「基線」を維持するために肝臓からのブドウ糖の放出量が調整されています。肝臓は食後のすぐには使われないブドウ糖をインスリンのはたらきでグリコーゲンに変換して貯蔵しますが，空腹時に血液中のブドウ糖が不足すればグルカゴンのはたらきでグリコーゲンを分解し，血糖値が「基線」を下回らないように調整します。グリコーゲンを使い切ればアミノ酸などからブドウ糖を合成します（糖の新生）。
　交感神経や副腎皮質ホルモンは平時においても途切れることなく一定の作用を発揮していて，必要時に作用が亢進します。それに対応してインスリン分泌

は調整されることになります。

　健常人では一日の活動を開始する起床時前の時間帯から交感神経のはたらきが亢進し，副腎皮質からコルチゾルの分泌が増加するので，基礎インスリンの分泌も増加します。

　いわゆるストレス状況，たとえば重症の感染症にかかったとき，大きな外科手術やひどいけがをしたとき，さらには強い精神的ストレスを受けたときには，交感神経系の機能亢進に加え副腎からアドレナリンとコルチゾルの分泌が大きく増加するのでインスリンの負担も増加します。生体はインスリン分泌を増加させて対応することになりますが，インスリン分泌能が弱ければ容易に打ち負かされてしまいます。血糖値は大きく上昇することになります。「高浸透圧高血糖症候群＊」はこのような状況で発生するのです。

　　＊高浸透圧高血糖症候群：インスリン分泌不全が重度ではない糖尿病の人に発生する高度の高血糖状態です。脳梗塞や重症の感染症によるストレスがきっかけとなることが多く，血糖値はときには1000以上に上昇します。高度の脱水を伴い意識障害に至ることも多くあります。

3　食後血糖値上昇抑制のしくみ

インスリンの役割

　これまでの考察からインスリンの役割が見えてきました。ここでまとめをしておきます。インスリンは，「血液中から細胞へのブドウ糖取り込みを促進する」のですが，大事なことは，その「目的」です。

　私は次のように捉えました。

　①血糖値の恒常性を維持する。常に「基線」を志向して上昇を抑制する。
　　(a)空腹時：グルカゴンとの協調
　　(b)食事摂取（糖質摂取）
　　(c)ストレスホルモンへの対応
　②余剰のブドウ糖が貯蔵エネルギー（グリコーゲンとトリグリセリド）に変換

されるのを促進する。

インスリンは「血糖値を下げる」ホルモンと説明されることがありますが，適切ではありません。

たしかに血糖値が高いときにインスリンを注射すれば血糖値は下がります。しかしそれは高度の高血糖を治療する場合のことです。

膵β細胞のインスリンは，血糖値上昇を抑えるために分泌増加されるのです。糖尿病の患者さんも速効性インスリン注射を，基本的に「食事（糖質）によって血糖値が上がるのを抑える」という考えで行っているはずです。「血糖値を下げる」という考えでは，血糖コントロールが良好になるはずはないのです。

インスリンは「血糖値を下げる」のではなく，「血糖値が上がるのを抑える」ホルモンなのです。

グルカゴンとインクレチン

血糖変動の生理について，従来はインスリンに焦点がおかれてきました。しかし近年，研究の進歩に伴ってグルカゴンとインクレチンへの関心が大きくなっています。

インスリンとグルカゴンは基本的に「逆」に変動します。

空腹時の「基線」の維持に両者の協調があると説明しましたが，食後においても同様です。追加インスリン分泌に伴いグルカゴン分泌は減少します。つまり，食後血糖値上昇抑制にも追加インスリンの生起とともにグルカゴン分泌の抑制が大きくはたらいているのです。

そこにはインクレチンの関わりがあります。インクレチンは小腸から分泌されるホルモンで食物が消化管を通過する際に分泌されます。代表は小腸上部からのGIPと小腸下部からのGLP-1です。ともに血糖値に依存して（血糖値が高いとその分効力は強く，低いと弱くなる）インスリン分泌を増強させ，グルカゴン分泌については抑制的にはたらきます。

つまり，インスリンとグルカゴンについては「ランゲルハンス島内の協調的なはたらき」だけでなく，消化管ホルモンであるインクレチンが遠隔的に関わっているのです。そのインクレチンは食物の通過によって分泌されます。「摂

食」と「血糖値の恒常性」をつなぐしくみがあるのです。

　以上で見たように血糖値の恒常性の維持は，ホルモンについてはインスリンだけでなく，グルカゴンとインクレチンを含めた3者の関わりで理解する必要があります。

　2型糖尿病では，追加インスリン分泌が減少する一方，グルカゴン分泌の抑制がかからないことが食後血糖値上昇に大きく関わっています。つまり，病態に膵β細胞だけでなくインクレチンについての故障の関わりもあると考えられるのです。

追加インスリン分泌の遅れがないことのしくみ

　インクレチンは速やかな追加インスリン分泌，つまり，「追加インスリン分泌の遅れがないこと」にも関わっていると推定します。

　消化管からの急速なブドウ糖流入に対し，追加インスリン分泌は過不足なくぴったり同調して急増することが観察されます。遅れることがなく必要分が分泌され，過剰に分泌されて血糖値が余分に下がり低血糖に至ることはないのです。見事なしくみに感嘆する次第です。

　「分泌の遅れがない」ことのしくみを考えてみます。

　膵β細胞は血糖値上昇（ブドウ糖刺激）に対して速やかに反応しますが「準備」もあると考えます。食事による糖質→ブドウ糖の大量流入の情報が直接，膵臓に届くのは門脈から肝臓，心臓を経由して血糖値が上昇してからなのです。しかし，そこで膵β細胞の対応が開始するのでは間に合わないと考えます。

　以下のしくみがあると考えられます。

　①食事が用意され大脳が食べ物を意識したとき，視床下部から膵β細胞にシグナルが発せられる。

　②摂取された食物が胃に到達すると，迷走神経やインクレチンなど消化管ホルモンを介した情報伝達が加わる。

　つまり，食物が消化管にあってブドウ糖の流入が始まる前から「ブドウ糖が来る！」という情報がβ細胞に伝達され，β細胞はスタンバイするのでしょう。そして血糖値上昇に同期して，速やかに追加インスリン分泌が開始されるので

す。

　追加インスリン分泌の「遅れ」があると食後血糖値上昇は十分には抑制されなくなります。それは２型糖尿病で古くから指摘されている異常です。原因は膵β細胞自体のインスリン分泌機構に故障があること（たとえば，細胞膜近くにあって速やかに分泌できるとされる分泌顆粒の減少）やインクレチンに関連した故障が推定されています。

　また，「分泌の遅れ」は相対的なものであって，インスリン分泌能の障害がなくても小腸へのブドウ糖の流入が急速であるときに起こります。それは，胃切除後の人（食物は通常，胃で消化されつつゆっくり小腸に移行するが，胃がないためにまったく速やかに小腸に移行してしまう）と，ジュースの大量摂取（液体であるため胃の通過が速くブドウ糖が迅速に小腸に移行する）で認められます。

　ともに小腸へのブドウ糖の流入が急速であるため膵β細胞はインスリン分泌の「準備」ができないのです。血糖値上昇にインスリン分泌は大きく遅れてしまいます。

　「分泌の遅れ」によって血糖値上昇は大きくなりますが，それに伴って「分泌の過剰」も生起します。上昇した血糖値が膵β細胞を刺激してインスリン分泌が遅れて増加するのです。２型糖尿病では，スムーズに分泌できず勢い余ってたくさん分泌してしまう，とも理解できます。

　胃切除，ジュース大量摂取では，遅れて分泌されるインスリン過剰の程度が大きく，血糖値は急上昇の後，急降下に転化します。「低血糖」に至ることもあるのです。

4　糖質摂取と身体活動と血糖変動

　冒頭で，血糖コントロールを「各種ホルモンとエネルギー代謝の二元論で捉える」と述べました。それは食事摂取に加えて，「身体活動：骨格筋の仕事量増加」が関わるとき，とくに重要となります。これまでの説明を総合して図３に概略を示しました。

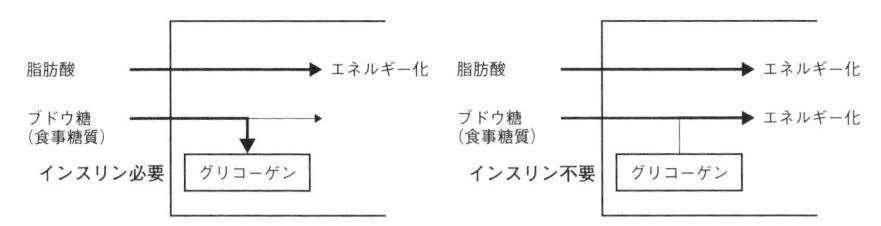

図3-A 食後，身体活動が少ないと，インスリンの助けで食事糖質→ブドウ糖は肝臓とともに骨格筋細胞に取り込まれ，グリコーゲン合成に回される。

図3-B 食後，身体活動が多いと，食事糖質→ブドウ糖はインスリンのはたらきなしで骨格筋細胞に取り込まれ，エネルギー化される。

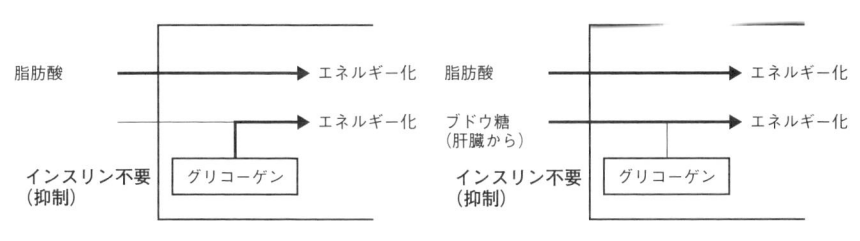

図3-C 食後2～3時間後，身体活動が多いと，まず，骨格筋のグリコーゲンが利用される。

図3-D 身体活動増加が継続すると，肝蔵のグリコーゲン，肝臓で合成されたブドウ糖が利用される。

①食後，身体活動が少ないとき（図3-A）

骨格筋の基本エネルギーは脂肪酸であって，常時利用されます。

食事により糖質→ブドウ糖が（大量）流入すると，生体はブドウ糖の有害性を回避するために（すぐには使われない）ブドウ糖を肝臓とともに骨格筋に取り込みます（貯蔵するわけで「一石二鳥」ということです）。その際には（追加）インスリンが必要です。作業には2～3時間を要します。

②食後，身体活動が多いとき（図3-B）

身体活動はブドウ糖消費を促進しますがインスリンを必要としません。

それゆえ，食後2～3時間までの身体活動によって，健常者では追加インスリンの分泌量が減ります。

糖尿病の患者さんでは，追加インスリン不足のために食後血糖値が上昇しますが，食後の身体活動によって上昇は抑制されます。速効性インスリン注射を

使用している人では注射必要量が減少します。ただし，食後血糖値のピークは食後1時間なので，身体活動の増加は食後1時間までのものの意味が大きくなります。

③食後2〜3時間以降，身体活動が多いとき（図3-C，D）

食事糖質→ブドウ糖大量流入の処理が概ね終了した時間帯です。その時間帯での身体活動には，食事からのブドウ糖を利用できません。

まず，（食後充足された）骨格筋のグリコーゲンが利用されます（図3-C）。骨格筋グリコーゲンが減少すれば，肝臓のグリコーゲンが利用され，不足があればブドウ糖の合成（糖新生）により対応されます（図3-D）。

その際，健常人では交感神経活動は亢進，グルカゴン分泌は増加して（基礎）インスリン分泌は抑制されます。しかし，患者さんでSU薬や持続性インスリン注射を使用している人では，人工的に体内に増加したインスリンを減らすことはできないので，「インスリンの過剰」という事態が起こりえます。グルカゴン分泌は抑制され，グリコーゲン分解や糖新生による対応が十分には期待できません。ブドウ糖（糖質）の供給が必須となるのです。つまり，「間食」です。適切な対応が行われないと「低血糖」が起こります。

身体活動はブドウ糖消費を増やすがインスリンを必要としません。そして，血糖値は糖質摂取で上がり身体活動で下がります。「食べれば上がり，動けば下がる」のです。

血糖コントロールを考えるとき，これらの単純な事実を念頭に置くことは必須です。

第2章
血糖コントロールが良好とは

1 A1cだけで評価してよいのか

　糖尿病診療／療養の目標はいうまでもなく，慢性合併症の発症，進展を予防するために良好な血糖コントロールを維持することにあります。
　この「良好な血糖コントロール」とはどういうものでしょうか。
　血糖コントロールを評価する指標としてヘモグロビンA1c（以後，A1cと略記）が広く普及しています（A1cについては第3章で詳述します）。このA1cの値が良ければ血糖コントロール良好といってよいのでしょうか。
　近年，それでは不十分であると考えられるようになってきました。
　その理由は，A1cはたった1つの数値で血糖コントロールの状況を評価してくれる非常に便利な指標ではありますが，しょせん変動する血糖値の「平均」を反映するに過ぎないからです。「平均」とは図4を見てわかるように，変動の幅が大きくても小さくても同じになりえるわけであって，そこにA1cの大きな欠点があるわけです。
　具体的な例を示します。

Aさん
　インスリン分泌不全が進行した1型糖尿病で5年前からインスリン4回注射を行っている。頑張っていてA1cは6.4％程度を維持している。しかし血糖自己測定記録を見ると週に数回，50台という数値が記録されている。その際に低血糖症状はないという。低血糖症状について質問すると，インスリン注射を開始して半年くらいまでは比較的急に手のふるえや発汗が出現してあわてて

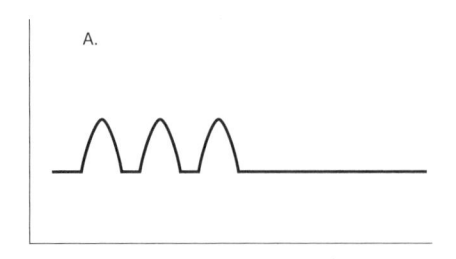

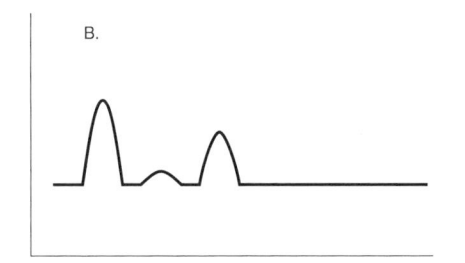

図4　Aでは食後ピークは等しい。Bでは朝食後のピークが1.7倍、昼食後は0.3倍となっている。血糖変動の状況はAとBでは異なるが「平均」は同じである。

ブドウ糖を飲んだ経験があったけれど、最近はそのようなことはない。しかし、だるいとか気力がわかないということが月に1〜2回あるという。実はそのときに血糖値を計ったことがあったが35しかなくびっくりしたことがあったとのこと。反対に血糖値がけっこう高いときもある。起床時や夕食前に200を越えることがあるし、就寝時に300に近いこともあるという。

これはA1cだけで血糖コントロールを評価することの問題を示す代表例と考えます。いわゆる無自覚性低血糖（この章の「慣れの現象」の項を参照）が多発している一方、200を超える血糖値も多発しているようです。これでは血糖コントロールが良好とはいえないでしょう。もっとも1型糖尿病では血糖の変動を狭い範囲に維持することは容易ではないので、低血糖が少し減れば「まあまあ」と評価されるとも考えます。

2型糖尿病では血糖コントロールの困難さは1型に比べるとだいぶ減るので評価はきびしくなります。

Bさん

いわゆる食事運動療法のみ。外来受診時のA1c 6.7％で血糖値は食後1時間で230であった。

以前では、「今日の血糖値は少し高いけれど血糖値は変動し瞬間的なもの。A1cがまあ良好なので問題はない」と評価されました。しかし、現在では食後

血糖値への関心が高まっていて，その評価は正しいとはいえません。
　Bさんの例は容易に理解できますが，もう少し「深い読み」が必要な例が多数あります。

Cさん

　グリメピリド（商品名アマリール）を内服している。A1cは6.9％程度で外来受診時の血糖値は食後1〜2時間で100〜150となっている。

　A1c 6.9％は糖尿病学会の基本の目標値（p.41参照）を満たしていて，外来での血糖値も高くないので，Cさんの血糖コントロールはまあ問題ないと考える方も多いかもしれません。
　しかし私の臨床観察からいうと，A1c 6.9％で血糖変動が安定している，つまり3回の食後血糖値のピークが同じくらいの数値をとっているとすると，食後1〜2時間の血糖値が150を超えないということはありえないのです。それで，外来受診日に限って朝食の量が少なくないか何回か質問したわけですが，どうもそのようなことはないらしい。そうすると私の臨床観察に基づく「理論（後述）」から，夕食後の血糖値が200を超えることが多い，と推定することになります。
　また，朝食後1〜2時間で100に近いときには昼食前の血糖値はどのくらいになるでしょうか。100をけっこう下回っていて低血糖に近いこともあると推定できます。
　そのように分析すると，Cさんの血糖コントロールがはたして良好かどうかあやしくなります。

　問題を整理して捉えてみます。2つあると考えます。
　まず糖尿病は治る病気ではなく血糖コントロールを行うことになります。あからさまな高血糖は急性合併症に結びつくため議論の余地はありませんが，症状を伴わない高血糖でも慢性合併症の原因となります。「慢性合併症を予防するには，どれくらいにコントロールすればよいのか」という問題が出てきます。「平均」だけで考えてよいのでしょうか。

また，インスリン分泌不全が進行すればSU薬，インスリン注射という強力な血糖降下薬が必要となりますが，それらは低血糖を起こしえます。低血糖に対してはどのような注意を払ったらよいのでしょうか。「起こればブドウ糖を飲む」でよいのでしょうか。

これから，それらの問題について検討していくことになります。

2　食後の高血糖が大血管症のリスク要因である

まずは高血糖の問題を考えてみます。

糖尿病慢性合併症の主な原因は，血糖コントロールが長い期間良好でなかった結果，第1章で述べたブドウ糖の「有害性」のために全身の血管が傷害されることと考えられています。血管の病気ということです。

心臓を出発点とする太い血管は体の各方面に行くにしたがって枝分かれして細くなるわけですが，糖尿病に関連して血管が傷害されるしくみが太い血管（大動脈から中小の動脈）と細い血管とでは異なるのです。それで，傷害される血管のサイズによって糖尿病の合併症を大きく2つのグループに分けることになります。

糖尿病の代表的合併症である網膜症，腎症は細い血管の傷害との関連が強く細小血管症と呼ばれます。一方，太い血管の傷害は動脈硬化症のことですが，細小血管症と「対」にするため大血管症という用語が使われます（英語ではミクロアンギオパチィに対しマクロアンギオパチィ）。大血管症の代表は冠動脈の狭窄・閉塞による狭心症と心筋梗塞，および脳梗塞の中で脳を栄養する血管の比較的太い部分の閉塞を原因とするものです。

1990年代から血糖コントロールと糖尿病合併症の関連を扱った大規模研究が多数発表されてきました。

1型糖尿病を対象としたDCCT[*1]は，細小血管症の発症・進行とA1cの間の高い相関を示しました。しかし大血管症については高い相関は認められませんでした。つまり細小血管症は血糖変動の「平均」を下げれば予防できるのです

が，大血管症はそれでは不充分ということです。

　2型糖尿病を対象としたUKPDS[*2]でも，大血管症とA1cの相関は細小血管症に比べると小さなものでした。それだけではDCCTと変わりませんがUKPDSでは2型糖尿病を対象としたこともあって，A1cの低いところにも光があたることになり，事実がひとつ明らかになりました。A1c5％台では細小血管症のリスクはだいぶ小さくなるのですが，大血管症のリスクはけっこう大きいままなのです。このことはUKPDSで見出された重要なエビデンスの1つでしょう。そして「謎」を残したわけです。

　この「謎」を解くきっかけを与えたのが，次いで発表された舟形スタディ[*3]とDECODEスタディ[*4]です。2型糖尿病の前段階である境界域には，空腹時血糖値の上昇は小さいけれど食後血糖値は100台後半に上昇している集団があります。欧米ではIGT（Impaired Glucose Tolerance）と呼ばれますが，そのIGTにおいて，糖尿病におけるよりは小さいですが，大血管症の発症リスクがけっこう高くなっているのです。IGTでは血糖値は空腹ではほぼ正常で，食後だけ短時間スパイク状に上昇しますがその程度はまだ大きくはありません。短時間の上昇がA1cに与える影響は小さく，A1cはほとんど上昇していないのです。

　これを契機として，食後血糖値上昇が大血管症の重要なリスク要因として注目されるようになりました。

　その後，血糖値が持続性に高いよりも大きく変動するほうが酸化ストレスを増大し，血管内皮細胞を傷害することが実験で確認されてきました。そうすると，A1cが同じでも血糖変動が大きいほど大血管症の発症リスクは高くなると推定されます。細小血管症は平均血糖値（A1c），大血管症はA1c＋血糖変動の幅，という対応を考えてよさそうです。

　血糖変動の幅は正常で30〜40，IGTで60〜70程度です。糖尿病に進展してもA1cが6.9％以下であれば学会基準では「まあ良好」と判定されますが，多くの患者さんでは食後血糖値200以上が多発しています。血糖変動の幅は100を超えることもあるのです。

　IGTでも大血管症の発症リスクは小さくはないのです。糖尿病の患者さんに必要となる食後血糖値上昇の抑制は，けっこうレベルの高いものになりそうで

す。

＊1　DCCT：Diabetes Control and Complication Trial
1983～1993年にかけて北米で1型糖尿病1441人を対象に行われた臨床介入試験で，強化治療群と通常治療群に分けて平均6.9年間観察し，血糖コントロールを良好に維持することで糖尿病合併症の発症と進行予防が可能か調べられました。

＊2　UKPDS：United Kingdom Prospective Diabetes Study
英国で行われた臨床介入試験で，1977～1991年の間に診断された2型糖尿病5102人を強化治療群と通常治療群に分けて1997年まで追跡し（平均観察期間10.5年），糖尿病合併症，心血管死などの発症を観察しました。

＊3　舟形スタディ
1990年から1992年にかけて山形県舟形町で健診を行った住民2651人を正常2016人，IGT 382人，糖尿病253人に分け，各集団の死因（心血管イベント死など）の10年間の追跡調査を行いました。

＊4　DECODEスタディ
Diabetes Epidemiology：Collaborate Analysis of Diabetic criteria in Europe
1997年に米国糖尿病学会が，空腹時血糖値のみによる糖尿病診断基準を提唱しましたが，従来の糖負荷後2時間血糖値を合わせた診断基準に比べて，死亡リスクを反映するものであるか否かを欧州の13の前向きコホート試験から得たデータをもとに検討したものです。計25000例を超える症例を対象とし，平均観察期間は7.3年でした。

3　低血糖の回避が重要

基線のはなし

続いて低血糖の話題に移ります。

SU薬の内服やインスリン注射を行っている糖尿病の患者さんの中には，食後血糖値上昇抑制についての関心は高くても，空腹時や食前に対しては「低血糖症状がなければいい」というおおらかな認識にとどまっている人も多いようです。

この認識はきっぱり否定されなければなりません。後述する「無自覚性低血

糖」という用語があるように「血糖値が下がっているのに症状がない」ということはよくあることなのです。「低血糖」を症状で決めることはまったく適当ではありません。

　それでは，血糖の具体的な値で「低血糖」を決めるのでしょうか。正常人の空腹時血糖値の基準は 70〜109 とされます。そうすると 70 未満であれば低血糖としてよいのかもしれません。しかし「基準」というものは統計的なものなのです。

　もっと論理的に検討する必要があります。

　前章で述べたように，ヒトなど高等動物では脳へのブドウ糖の安定供給を維持するために「基線（ベースライン）」を定め，安易には下回らないようなシステムが存在すると考えられます。

　もしなんらかの原因で血糖値が「基線」を下回るとその分，脳のはたらきは低下する（機能障害が起こる）と理解します。少し下回った程度，たとえば 10 mg/dl，であれば機能障害はなんらかの精密なテストをやって捉えられる程度で，自覚症状はほとんどないでしょう。血糖値低下が大きくなると機能障害は明らかになって自覚症状も出現するのです。

　私は，血糖値が「基線」を下回ったとき「低血糖」と定義するのが適当と考えます。

　しかし，問題があるのです。「基線」には個人差があります。だいたいは 80〜100 の範囲内にあって，高い人と低い人で 20 くらいの差があることになります。そして正常人では「基線」＝空腹時血糖値と考えればよいのですが，糖尿病の人では空腹時血糖値が上昇するので「基線」の値を知ることができないのです。

　血糖コントロールとは「血糖変動の失われた秩序の回復を目指すこと」と表現できますが，糖尿病の人では「基線」を再設定する必要があるのです。

　糖尿病の人では，ブドウ糖の利用障害があるために「基線」は糖尿病発症前の空腹時血糖値よりも高いかもしれません。また「基線」を再設定しても，血糖降下薬（SU 薬，インスリン注射）によって容易に突破されえます。それで少し高めに設定するのが妥当と考えます。具体的には正常人の空腹時血糖値の基

準範囲 70～109 の高いほうの値を利用することになります。

項の終わりに患者さんをもう 1 例提示しておきます。

Dさん

60歳，5年前に糖尿病と診断。グリメピリド内服でA1cは6.4％程度で経過している。糖尿病合併症の指摘はない。外来受診時，11時採血の血糖値が80であった。自覚症状も他覚的な異常もない。ふだん低血糖症状を自覚したこともない。

どのように評価して，どのように対応（指導）をすべきでしょうか。

Dさんの「基線」の血糖値が80ならばよいのですが，90だとすると80は自覚症状が出る一歩手前であって，自覚症状はなくても脳のはたらきは少し低下しているとも考えられます。外来終了後そのまま車を運転して帰宅してもいいでしょうか。

血糖値は食事と身体活動のバランスで変動します。A1c 6.4％だと注意を怠ると「基線」を割り込むことがけっこう多くなると推定します。罹病期間の長くない2型糖尿病であって高齢者でないから大丈夫，と安易に考えるべきではないでしょう。

低血糖症状

「低血糖」を血糖値が「基線」を下回った状態と定義しました。

ブドウ糖の供給不足による脳のエネルギー不足を最重要と考えますが，脳以外の部分もエネルギー不足にさらされます。脳以外の部位の多くはブドウ糖よりも脂肪酸を基本のエネルギー源にしていますが，ブドウ糖がないとつつがない活動に支障をきたすと考えられます。そして血糖値が下がると，血糖値を上げようと交感神経系のはたらきが亢進します。

それらの結果として，さまざまな症状が出現することになります。

①脳の機能障害による症状

　　思考力の低下，運動機能の低下，感覚器の異常，感情や性格の変化，意識障害

②脳以外のエネルギー不足の症状
　　　倦怠感，空腹感，頭痛
③交感神経亢進症状
　　　動悸，冷汗，手のふるえ

　脳の機能障害による症状が低血糖症状の「本体」であって，血糖値低下の程度によってかならず出現するものです。

　具体的には次のようでしょう。どれが中心になるかには個人差があります。

　軽い段階では，考えがまとまらない，判断ミスをする，作業能率が低下する，ものがいいにくい，眼がかすむ，怒りっぽくなったり悲しんだりする，落ち着きがない，眠気がする，などです。

　車の運転は危なくなります。子供の飛び出しに気づくのもブレーキを踏むのも遅れてしまいます。

　そして血糖値の低下が大きいと意識障害が起こってきます。異常行動を起こし，ひどいときには昏睡に至ります。けいれんを伴うこともあります。手当てが遅れると後遺症を残しますし，死に至ることもあります。

　脳の機能障害の症状は，脳の注意力が低下しているのだから当然ですが，軽いものでも自覚しやすいものとはいえません。むしろ周囲の人が気づきやすいものです。低血糖が起こりえる血糖降下薬を使用している患者さんは，日頃から脳の機能障害による症状について復習しておくことが必要です。そして，周囲の人に低血糖について知ってもらうことは大きな助けになります。

　エネルギー不足の症状もよくあるもので低血糖であることを教えてくれます。空腹感を覚えたとき生理的なものと決めつけないで低血糖を疑う必要があります。

　交感神経症状は低血糖の自覚症状の代表といえます。出現するのは「基線」を下回ってすぐにではなく早い人でも20～30下回ってからです。「基線」が90とすると60～70ということになります。血糖値の下がる速度も関係します。速度が大きいと出現しやすくなります。

　大事なことは，交感神経症状は意識障害が起こる前に出現することです。つまり，脳の機能障害による症状の中で最も重症で生命を脅かす事態が起こる前

に出現するのです。意識障害は血糖値 30〜40 以下で出現します。自律神経の中枢は脳視床下部にありますから，交感神経症状は脳が自身のエネルギー不足が決定的になるのを未然に察知して発する「危険信号」であるといえます。

慣れの現象

　ところが，その危険信号である交感神経症状は，脳の機能障害の症状とは異なって，かならず出現するとはいえないのです。

　神経系の機能が低下していると交感神経症状は出にくくなります。症状が軽くなり閾値*が下がります。それは糖尿病性神経障害など神経系の疾患がある人や高齢者において起こることです。

　しかし，そうでない人，つまり若くて糖尿病性神経障害がない人でも交感神経症状が出にくい状況が起こってくるのです。このことこそが「血糖コントロールを行う上での最重要の問題」といってもよいと考えます。

　本来出るはずの交感神経症状が出ない，とはどういうことでしょうか。

　それは「危険信号」が出ないため脳の機能障害の症状に気づきにくくなっていることを意味します。この状態を「無自覚性低血糖」と呼びます。

　無自覚性低血糖は非常にやっかいなものです。気づかないから脳の機能障害は進行し重症の意識障害に至りうるのです。そこでいろいろと不幸な事件も発生してきます。

　なぜ交感神経症状は出にくくなるのか。それは「慣れの現象」があるからです。交感神経症状が繰り返し出現すると，脳はまさに慣れてしまって「危険信号」を発しなくなるのです。だんだんに症状の程度が軽くなって閾値も下がってきます。1回起こすだけでも影響があるようです。

　しかし脳の機能障害の症状には「慣れの現象」はありません。ブドウ糖の供給が不足する分だけ確実に脳の機能は低下し，少ないブドウ糖でなんとかやっていくということはないのです。

　交感神経症状が出現する閾値は下がっても意識障害が起こる閾値は変わらないので，進行すると両者の閾値は逆転することになります。交感神経症状は「危険信号」として役にたたなくなるのです。

もうひとつ大事なことがあると考えます。

交感神経症状の閾値よりも低い血糖値だけでなく，閾値より少し高い血糖値も「慣れの現象」に関係すると考えられるのです。たとえば閾値を 60 とした場合，61〜65 くらいの血糖値は交感神経症状をぎりぎりで発動させないけれども，視床下部をそのあたりの血糖値に慣らす材料にはなる。そして 61〜65 の血糖値を繰り返し経験すると 60 を少し下回ったくらいではたしかな交感神経症状は発動されなくなる，と考えられるのです。

そのように考えると，「慣れの現象」を回避するためには交感神経症状の閾値に近づかないことが重要となります。そのためには閾値から一定の距離をもった高い血糖値を「下限」に設定して，安易にはその血糖値を下回らないことです。

先に述べたように「基線」を「下限」に定めるのが実際的ですが，糖尿病の人では「基線」を知ることはできないので，正常人を参考にして少し高めに設定することになります。

　　＊閾値：症状が出る境界の数値のことです。

1 型糖尿病と低血糖

交感神経症状の意義は「危険信号」として重要です。しかし軽い場合はともかく強い典型症状は非常につらいものです。

それはインスリン療法を開始した若い 1 型の人に起こりやすいものです。

突然ひどく動悸がして，びっしょり冷や汗をかく。「低血糖だ！」とわかっても手ががたがたふるえて，あるいはこわばっているために，携帯しているブドウ糖の袋をなんとか取り出してもうまく袋をやぶって飲むことができない。苦心してなんとか飲んでも，ひどい症状が改善するのに 10 分では足りない。しかもその後も脱力感はなかなか改善しないのです。

非常な恐怖でしょう。せっかく病気を受容して「頑張っていこう」とインスリン注射を開始したとたんの仕打ちであるわけです。精神的ダメージが大きく今後の療養行動の妨げにもなります。この障害をつくらないためにも，インス

リン療法を開始した最初から「下限」を意識して精密に調整することが重要となります。

　ところが，その激しい交感神経症状が出現するのは最初の頃だけで，たいていインスリン療法開始数年以内には出現してもかなり軽くなってくるのです。その理由はインスリン分泌不全の進行した1型糖尿病では「慣れの現象」は進みやすく，進行を回避することがまったく容易ではないからです。

　原因は基礎インスリンにあります。

　前章で述べたように，正常人では「基線」はグルカゴンと基礎インスリンの精巧な調整によって維持されています。結果として一本線ですが微調整による動的平衡に基づくものなのです。

　基礎インスリンが不足すれば注射で補充することになりますが，注射で補充されたインスリンは微調整がききません。血糖値が目標以上に下がったとき低いからといって回収できないのです。「基線」は容易に突破され，さらに「閾値」も突破され，あるいは「閾値」に近い血糖値が頻発することになります。それによって「慣れの現象」がどんどん進行します。

　近年実用化された血糖値の連続測定（CGM：Continuous Glucose Monitoring）は血糖変動を詳しく観察することを可能にしましたが，1型の患者さんでは予想以上に無自覚性低血糖が多いことが確認されています。

　2型糖尿病でもインスリン分泌不全が進行すれば1型と同じようなインスリン頻回注射が行われます。しかし2型ではインスリン分泌が1型のように「枯渇」することはありません。少量であるけれども残存したインスリンが分泌調整されるのでその分，血糖変動は安定するのです。そのため「慣れの現象」は1型糖尿病ほどには起こってきません。

低血糖も合併症に関与する

　低血糖で昏睡状態に陥った場合，治療が遅れるとときには深刻な後遺症を残すことになります。高齢者では意識障害に至らない低血糖でも頻度が高いと，認知症の原因になると考えられています。

　大規模試験でも低血糖の有害性が話題になりました。

DCCTとUKPDSは最初の結果発表から10年以上経過した後も，血糖コントロールが合併症の抑制に有用であることについて，多くの知見を提供しています。

2009年には遺産効果（legacy effect）が話題になりました。過去の血糖コントロール良好が10年後にも合併症の予防に有用であることが確認されたのです。それには新鮮な驚きとともに診療に携わる私たちに勇気を与えてくれました。

しかしながらUKPDSには欠点がある，ともいえます。DCCTの強化治療群では1型糖尿病にA1c 7.0％以下という半ば信じ難い血糖コントロールが導入されました。一方，UKPDSでは，対象は2型糖尿病ですが，導入された血糖コントロールは強化治療群においても良好とはいえないものでした。

そのためか2型糖尿病に厳格な血糖コントロールの導入を試みた大規模試験があいついで企画され，2008年にそろって初回の結果が発表されました。その代表がACCORDスタディ＊で，意外な結果に世界中の糖尿病の研究者，臨床家が驚きと戸惑いを覚え，議論が沸騰することになったのでした。

それは強化治療群で有意の効果が認められなかったことです。対照群よりも強化治療群において死亡例が多く（原因は心筋梗塞や不整脈と推定），試験中途で中止に追い込まれることになりました。

なぜ，強化治療群において結果が芳しくないのか。

その原因として重症低血糖の関与が候補に挙げられました。

それについてはその後の詳しい解析では確定されませんでしたが，交感神経系の亢進や炎症反応の惹起など，理論上，関与を否定できないと考えられるのです。

低血糖の予防は以前よりもずっと重視されるようになってきています。血糖コントロールにおいて，「下限」をきちんと意識する考え方が重要となります。

＊ACCORDスタディ
　Action to Control Cardiovascular Risk in Diabetes
　米国にて2001〜2005年に行われた介入試験で，心血管疾患リスクを有する2型糖尿病患者においてA1cを正常範囲に低下させる強化療法が心血管イベント減少に意義があるかどうかが検討されました。参加人数は10251人，追跡期間は平

均3.5年でした。

4　血糖コントロールの目標値

A1cは必要ない？

　「血糖コントロール良好」をA1cだけで判定してよいのか，という疑問について原点に戻って考察を行ってきました。血糖コントロールを行う上で念頭に置くべきことは2つあります。慢性合併症の予防と低血糖の予防です。

　考察を進めた結果，「平均」だけでは不充分であって「上限」（食後血糖値のピーク）と「下限」（基線）をきちんと認識する必要があることが明らかとなりました。「上限」をきちんと下げ「下限」は下げすぎないということですから，血糖変動の「幅」を小さくすることになります。そうすると「血糖コントロールが良好」とは，血糖変動の「平均」とともに「幅」も良好であること，とも表現できます。

　ところで「上限」と「下限」を決めれば，「平均」もそれなりに良好となります。「上限」と「下限」を高い比率で目標値を達成していれば，敢えて「平均」を意識する必要はなくなるということです（それなりに，とは「下限」を設けないほうが「平均」は良くなるということ，食後血糖値だけ意識して低血糖多発を軽視すればA1cは下がるということです）。

　そうすると，「平均」を反映するA1cは必要ないのでしょうか。

　考察を進めていくうちにとんでもない考えに至ってしまったようです。

　A1cについては次章で論じますが，結論をいえば「必要ない」ことはまったくありません。ただしA1cはその登場以来，血糖コントロールを評価するオールマイティな指標と位置づけられてきた印象がありますが，その扱いが適当ではないということです。

　A1cが登場した1980年代は，まだ，簡易血糖測定器は未発達で血糖測定自体が容易ではありませんでした。血糖検査には静脈採血が必要で指先のゴマ粒ほどの血液で検査できるということは「夢」でした。そして，食後高血糖や無

自覚性低血糖の問題性については未知のものでした。
　糖尿病の研究と検査技術の進歩にともなって検査の意義，位置づけについて再検討が必要になるのは自然のことと考えます。

血糖の基本の目標値

　それでは具体的に血糖コントロールの目標値はどれくらいが適当でしょうか。
　まず食後血糖値についてピークは食後何時間かということが重要です。
　個人差があって摂取する食事内容にもよるので，食後何時間で計ることを基本にすればピーク，あるいはピークに近い値を得ることができるかということです。
　従来，食後血糖値は食後2時間値が採用されていました。ブドウ糖負荷試験で2時間値が判定に用いられることに合わせたためと考えます。しかし血糖値の連続測定による検討で，糖尿病でない人では食後のピークは1時間より少し短いことがわかってきました。糖尿病の人では少し遅いようです。個人差があるし食事内容や使用している血糖降下薬にも影響されるので一概に決めることはできませんが，基本の値として1時間値を採用してよい印象があります。
　大血管症は境界域の段階から始まるので，食後ピークの目標値は，理想では，健常人と同じになります。健常人では食後140を超えることはあまりないので理想の目標値は「140以下」となります。
　もちろんそれは現実的ではなく，健常人よりは高めに設定せざるをえないと考えます。世界糖尿病連合の勧告は「食後1～2時間で160以下」としていますが，すべての糖尿病の人の目標値とするには厳しく，意欲的な目標値であるといえます。
　糖尿病の患者さんは一様ではなく，個人差が大きくあります。
　インスリン分泌不全が進行すればその分，血糖コントロールは容易でなくなりますが，それ以外にも血糖コントロールに関わる要素はあります。患者さんの意欲，理解力，サポート体制，合併症の程度，これまでの血糖コントロール状況などです。それらによって緩めの目標が適当と考えられる場合も多くあります。

そのような事情のため，私は「基本の目標値」を患者さんに提案しています。
　それは「すべての糖尿病の人において達成することが期待される数値」ということです。そして「基本の目標値」を基に患者さんの事情を考慮して「現実的な目標値」を提示することにしています。
　私の考える基本の目標値は，「食後1時間値が常に200を下回り，かつ，低血糖がないこと」です。私の経験からいうと，食後1時間値が高い比率で200以下に収まっていればA1cは6.9％以下となります。これは，日本糖尿病学会の基本の目標値（合併症予防のための目標）に当たります。
　この「基本の目標値」は2型糖尿病では充分妥当と考えます。それは「現在利用できる血糖降下薬を必要分利用する条件で，平均的な努力を行うことによって可能である」ということです。
　1型糖尿病の人では「食後1時間値200以下」は適切な目標とはならないことも多くあります。食事糖質のカロリー比率やインスリン注射（速効性，超速効性）にもよりますが，食後1～2時間に下がって，その後上昇する例もあります。それゆえ個々の患者さんにおいて血糖変動の「癖」を把握して目標値を設定することになります。
　高齢者や長期間血糖コントロール不良だった人では，目標値を高めに設定しますが，上限よりもむしろ下限で目標値を設定します。たとえば「食前で150程度」といったようです。長期間不良だった患者さんでは「当面，食前200以下としない」とすることもあります。目標を高めに設定する意図は「確実に低血糖を回避する」ことにあるといえます。
　「下限」はどうでしょうか。
　健常人では，血糖値に「基線」があって，食後においては基線に復す作用がはたらき，食事の影響のない時間帯では基線を維持する作用がはたらくものと理解します。
　健常人では「基線」は早朝空腹時血糖値で「下限」に一致します。糖尿病の人では早朝空腹時血糖値も上昇するので「基線」は失われていますが「下限」を（健常人の「基線」よりも）少し高めに設定するのがよいと考える，ということでした。

健常人の空腹時血糖値の基準は 70〜109 とされますが，多くは 80〜100 である印象です。そのため，糖尿病の人の「下限」は少し高めの 100 を基本としてよいと考えます。
　「下限が 100」の意味は，「空腹時や食前など 100 に近づけることを目標にするが安易には 100 を下回らない」ということです。
　もちろんこれも「基本の目標値」です。「高め」を目標とすべき人では相応に高い数値を提示すべきです。1 型糖尿病で血糖変動の大きい人ではむしろ「低め」，たとえば 80 くらい，を提示するほうが実際的です。
　ところで「下限」とは一日の中で具体的に「いつ」の血糖値でしょうか。「食事前」を「下限」と考えるのは自然でしょう。しかし「朝食前」については問題が出てくるのです。
　それについては次章で扱うことになります。

体重（体脂肪）が重要

　「血糖コントロール良好」について，「血糖値そのもの」について考察してきました。血糖値が「食後ピーク」および「一日の下限」について目標範囲内にある，ということです。
　しかし，それだけでは不十分なのです。
　「血糖値そのもの」に加えて「体重」が重要な要素となります。
　血糖降下薬を投与して血糖コントロールを良好にしても「体重増加とともに悪化する」ことはよくあります。反対に，悪化した血糖コントロールが，血糖降下薬を強化しなくても療養の励行にて「体重減量とともに改善する」こともよくあります。
　体重の増減とともに血糖コントロールが悪化，改善する理由は難しくありません。
　①体重と摂取エネルギー量は，通常，「正の関係」にある。体重が多いということは，摂取エネルギーが多い，とくに血糖値を上げる物質である糖質摂取量が多いということを意味する。
　そして，体重の増減とともに「体脂肪」も増減しますが，

②体脂肪の増加はインスリン抵抗性増強*の主要な原因である。

血糖コントロールは体重の増加とともに悪化し，減少とともに改善します。それゆえ「体重コントロール」は「血糖コントロール」を行う上での前提とすることができます。つまり，体重を抜きにして血糖コントロールを考えてはいけない，ということです。

ただし，2つ条件があります。

①適正量の身体活動が維持されていること。身体活動量が少ないと体重は同じでも骨格筋量が減り，体脂肪が増加することになる。

つまり，本質的に重要なのは体重よりも体脂肪なのです。しかし，体重は簡単にけっこう精密に測定できますが，体脂肪は困難です。それゆえ，身体活動を維持する条件で体脂肪の代わりに体重をフォローすることになるのです。

②尿糖が少ないこと。尿糖は摂取したエネルギーが身につかず排出されたことを意味する。また，尿糖が多い高血糖状態では異化が亢進して体重が増えにくくなっている。血糖コントロール不良の状況での体重は「みかけの体重」であって，高血糖分を足したものが「真の体重」である。

> *インスリン抵抗性増強：インスリンの作用が低下している状態です。インスリンの標的臓器として肝臓と骨格筋が重要であり，インスリンの作用低下によって両者でブドウ糖の取り込みが低下します。臨床的には，空腹時のインスリン濃度が血糖値に比し高いことが1つの目安となります。そして，インスリン抵抗性増強の主要な原因が体脂肪量の増加と考えられています。

血糖コントロールが良好とは

これで，結論が得られたと考えます。本章のテーマ，「血糖コントロール良好」は次の2つの要件からなります。

①適正量の運動を行っている条件で体重が目標にある，あるいは目標に近づく（体重コントロール）。

②血糖変動の幅が小さく低血糖がないこと。血糖値の上限と下限について目標値を高い頻度で達成できている。

血糖コントロールを評価するとき，その前提に体重コントロールがあること

を強調しておきます。

　そして，繰り返しますが，血糖コントロール良好の条件は A1c についてではなく，「血糖値そのもの」なのです。A1c が「血糖コントロール良好」にどのように関わるか，それについては次章で扱うことになります。

第3章
目標血糖値と A1c

1　血糖値をマークするポイント

ポイントは7〜8箇所ある

　前章において，血糖コントロールの目標を「血糖値そのもの」に定める必要性を述べました。血糖変動の「上限」と「下限」を定めるわけですが，具体的に血糖値をマークすべきポイントはどうなるのでしょうか。

　「上限」は食後血糖値のピークです。前章で述べたとおり食後1時間値を基本にする方針とします。「下限」は多くの人では食前血糖値としてよいでしょう。

　ただし，インスリン分泌能が高度低下してインスリン強化療法を行っている人ではそのように断定することはできません。食前よりも食後の早い時間（たとえば1時間くらい）に血糖値が下がることも多くあるし，また，暁現象[*1]のため早朝よりも夜中の3時頃の血糖値が低いこともしばしばあるからです。

　それゆえ，自身の血糖変動の「型」をきちんと把握する必要があります。食後上昇し1時間程度でピークに達して特別な身体活動がない限りその後徐々に低下する，という「定型」でなければそれぞれに応じてマークするポイントを決める必要があります。

　「定型」の人では，一日3食とれば血糖値は3回上がり3回下がるので，「下限」には朝食前，昼食前，夕食前の3つ，「上限」には3つの食後1時間値があることになります。

　食前，食後に加え，SU薬内服やインスリン注射を行っている人では就寝時血糖値も重要となります。夜間の低血糖を回避するためです。夕食後何時間で

就寝するかで就寝時血糖値の目標は異なります。夕食後3〜4時間で就寝する場合では、血糖値はまだ下がりきっていないので、夕食前より50高くてよいと考えます。夕食前の目標値を100とすれば、目標値は150となります。

そして、インスリン分泌不全の進行した患者さんでは夜中（3時頃）が追加されます。

まとめるとマークするポイントは7〜8箇所あることになります。

ここで「測定、あるいはチェック」ではなく「マーク」としたことに注意してください。それぞれの血糖値を常に「知る」ことではありません。常に「意識する」ことです。

SMBG*2機器が進歩したとはいえ毎日7回も8回も測定できません。測定しなくてもそれぞれの「マークすべきポイント」を意識し、それぞれの目標値をクリアするように食事、身体活動、血糖降下薬のバランス調整を行う、ということです。

そして、その営みがうまくいっているかどうか「確認」するために血糖測定を行うのであって、測定値が目標値と大きく差があれば、なぜそうなのか原因を考える、ということです。

*1 暁現象：早朝のインスリン拮抗ホルモン（コルチゾル、成長ホルモンなど）の分泌亢進に対してインスリン分泌が追いつかないために血糖値が上昇する現象のことです。

*2 SMBG：Self-Monitoring of Blood Glucose、血糖自己測定。

朝食前，起床時，早朝空腹時血糖値

3つの食前血糖値の中で「朝食前血糖値」には注意が必要です。

まず、「朝食前血糖値」と「起床時血糖値」は異なることがあります。朝食前血糖値はまさに朝食を食べる前（30分から直前）に測定する血糖値です。起床後まもなく朝食を食べる人では両者はだいたい一致します。しかし、起床が5時で朝食が8時の人もいるでしょう。そういう人では両者は別のものとなります。5時起床時の血糖値が高くても、その後の身体活動で8時にはまあまあ

下がっていることもあります。インスリン分泌不全が高度であれば，暁現象によって起床後1〜2時間の間に血糖値がけっこう上昇することもあります。

　起床から朝食までの間隔が大きい人では，「朝食前血糖値」と「起床時血糖値」の両方をチェックする必要があります。「朝食前血糖値」だけに注目すると，起床後の身体活動が多い人では夜間の血糖降下が不十分であるのを見逃してしまいます。そして，インスリン分泌不全が高度の人では，起床後1〜2時間の血糖値を抑制しようとすることになって，夜間低血糖発症のリスクが増加します。

　「空腹時血糖値」という用語がよく使われますが，英語のFBG: Fasting Blood Glucoseに対応するものです。fastingは「断食」，「絶食」という意味であって，「空腹時」だと少し意味が弱くあいまいになる印象があります。単語が長くなるものの「早朝空腹時血糖値」が正しいです。しかし，それでも「fasting」の意味を適切に伝えているとはいえません。翻訳には限界があります。

　「空腹時血糖値」は診断的な概念です。食事による血糖値上昇の影響がない状態で，自身の膵臓から分泌される基礎インスリンで血糖値を一定以下に抑えることができるかどうかを見るのです。具体的には検査の前夜から10時間くらいきちんと食を断って，翌早朝に採血するのです。

　糖尿病が進行すれば血糖降下薬を使用して早朝の血糖値を人工的に「つくる」ことになります。その状況では日常生活の中での血糖コントロールという問題になるので「起床時血糖値」のほうが妥当のように考えます。そして，「朝食前血糖値」と等しいのか注意を払う必要があるのです。

2　ヘモグロビンA1cの意義

ヘモグロビンA1cとは

　A1cは，広く普及しているものの，血糖変動の「平均」を反映するだけであって，その価値はそれほどでもないと，前章を読んで思われたかもしれません。

高い血糖値，低い血糖値が多数あっても互いに打ち消しあって，「平均」は良好になりうるのでした。たとえば，過食をした後で帳尻合わせに減食をする場合です。そして，インスリン分泌不全の進行した患者さんでは血糖変動が大きくなりやすいのですが，高い血糖値と低い血糖値（無自覚性のことが多い）の打ち消しあいが，むしろふつうに起こっているのです。

　しかし A1c の検査には，やはり確固とした重要性があるのです。これからそれについて述べていきますが，まず，A1c はどのようなものか，を見ておきます。

　A1c は 1980 年代初頭に異常ヘモグロビン症の研究の中でたまたま見出されました。

　赤血球の構成成分であるヘモグロビンに，非常にゆっくりですが血液中のブドウ糖が結合します。いったん結合すると赤血球の寿命がつきるまで離れません。

　これは糖化反応（グリケーション）と呼ばれる反応の1つです。糖化反応は蛋白質とブドウ糖の間で自然に起こる現象であって，全身のどこにある蛋白質でもブドウ糖との触れ合いがあれば起こります。糖化反応により蛋白質は変性して本来の機能を失うこともあります。また，活性酸素による傷害を引き起こします。糖尿病慢性合併症の原因となるのです。

　A1c は糖化反応によってブドウ糖を結合したヘモグロビンの比率を反映します。糖化反応はブドウ糖濃度（血糖値）が高いほど起こりやすくなるので，A1c は血糖の平均値と正の関係があることになります。

　正常人では血糖値は空腹で 70〜109 内の限られた値に定まり，食後は上昇してもせいぜい 140 程度に抑制されるので，血糖値は狭い範囲内にきちんと収められています。その結果として A1c は約5％となります。つまり，血液中に存在する全ヘモグロビンの約5％に糖化反応が起こっているということです。1個1個の赤血球の寿命（血液中に存在する期間）は約 120 日であって，少しずつ入れ替わっているので血液中に存在する赤血球の平均日齢は約 60 日となります。そうすると，約 120 日の間に糖化反応が起こるヘモグロビンは約 10％，つまり 10 個中わずか1個のヘモグロビンだけがブドウ糖を結合することにな

ります。それほどゆっくりした反応ということです。

　血糖値が高いとA1cは上昇しますが、赤血球寿命の過去120日間の血糖値の状況が関係することになります。赤血球は順に入れ替わるので、より最近の血糖値がA1cの値に与える影響が大きくなります。ある検討によると、過去1ヶ月間の血糖値が50％、1〜2ヶ月の値が25％、2〜4ヶ月の値が25％、それぞれ寄与するということです。

　A1cは過去の血糖値の「平均的状況」を反映します。しかし、血糖値を何ヶ月にもわたって頻回測定することは現在でも不可能なので、真の「平均血糖値」との関係は不明です。

　A1cは血糖値に比べて高くなる場合、低くなる場合があるので注意を要します。

　慢性の高血糖が短期間で改善したときA1cはまだ高く、重症の糖尿病（劇症1型糖尿病）が急性発症した当座は、A1cは低いままです。肝硬変と慢性腎不全では赤血球寿命が短縮するためA1cは低くなります。鉄欠乏性貧血ではA1cは高めになりますが、治療開始された回復期には若い赤血球が増えるためにA1cの値は低くなります。また、ヘモグロビンの構造に先天的異常がある場合にはA1cは高くなることも低くなることもあるようです。

A1cはどのように役立っているか

　A1cで血糖変動の「平均」を把握できることはすごいことなのです。

　まず、初診の患者さんでは血糖コントロールの状況を把握するために、A1cを欠かすことができません。

例①

　急性虫垂炎で入院したAさんの血糖値が半日食べていなくて300、A1cは8.4％であった。

　空腹時血糖値が300はA1c8.4％に比べて高いと考えることに異論はないでしょう。この患者さんは、日々の血糖コントロールが良好でない上ストレスでさらに血糖値は上昇している、と判定されます。そして、使用されている血糖

降下薬や体脂肪についての情報を合わせて血糖コントロールの難易度を推定し，周術期のインスリン療法のメニューを決めることになります．A1cがあることで見通しがすごく良くなるのです．

次に，定期通院されている患者さんです．外来で見られる状況を挙げてみます．

例②
　Bさんは療養を励行していて，日々の血糖値が高い比率で目標範囲に収まっていることについてまあまあ自信がある．受診時のA1cが6.5％であることを知って安心した．

例③
　CさんのA1cはたいてい6.5％であるが，今回は7.5％であった．この1ヶ月を振り返って，いつ，どのようなときに血糖値が高かったのかを考えることになる．

例④
　Dさんの受診時血糖値は食後1時間で180，しかしA1cは8.5％であった．受診時だけ血糖値を良くしてもだめであって，高いA1c値が，日々，相応の高血糖が多発していたことの「動かぬ証拠」となる．

A1cは血糖コントロールの「目標」として利用されます．日本糖尿病学会基準では7.0％未満が「合併症予防のための目標」，6.0％未満が「血糖正常化を目指す際の目標」と提示されています．

しかし，患者さんの日々の療養生活の中において，A1cは「目標」にはならないのです．

理由は簡単です．A1cを良くしようとするとき血糖値を良くするしかないのです．直接にA1cを下げようと考える人はいないのです．療養内容の適否はともかく，食事に注意して運動をやることで血糖値を下げ，その結果A1cも下がることを期待しているのです．

例②～④でわかることは，A1cは患者さんの日々の血糖値の状況を，あるいは，療養行動を「評価」している，ということです．

評価には「正の評価」と「否の評価」があります。

「正の評価」には A1c の値が良いことに加え,「日々の血糖値が高い頻度で目標にあることの自信」が必要です（例②）。しかし,「否の評価」については A1c が高いだけで十分なのです（例③,④）。

このことは, 論理学の「命題」を利用するとはっきりします。

A1c には2つの意義がある

一般に, 命題：P→Q が「真」であった場合, その逆の命題：Q→P については「真」である保証はありません。しかし, 逆の否定命題：Q でない→P でない, は, かならず「真」となるのです（記号「→」は「ならば」を意味します）。

簡単な例を挙げましょう。

P：地球

Q：丸い

と設定します。

この場合, 地球は丸い, のは確かだから, 命題：P→Q は「真」となります。しかし, 丸ければ地球, とはいえません。地球以外に丸いものはあるのだから, 逆の命題：Q→P は「真」ではありません。そして, 逆の否定命題：Q でない→P でないは, 原理からいってかならず「真」となるのです。たしかに, 丸くなければ地球ではない, ということは正しいのです。

それでは, 当該の問題を当てはめてみましょう。

P：血糖コントロール良好, つまり「血糖値そのもの」が高い比率で目標範囲にある

Q：A1c の値が良好である

と設定します。

「血糖値そのもの」が高い比率で目標範囲に収まっていれば「平均」もそれなりに良好となるので, 命題：P→Q は「真」となります。一方, 逆の命題：Q→P は「真」ではありません。A1c は平均を反映するだけですから, A1c が良好でもそれだけでは「血糖値そのもの」が高い比率で目標範囲に収まってい

るとはいえないのです．ただし，患者さんのたしかな自信があれば，「血糖コントロール良好」としてよいといえますから，逆の命題：Q→Pは条件つきで「真」となります．

そして，逆の否定命題：Qでない→Pでないは「真」のはずです．「A1cが高い」場合には「血糖コントロールは良好ではない」ということ，それは「目標範囲を超える高い血糖値が，相当数，絶対にあった」ことを意味します．

このことは非常に重要です．A1cは「平均血糖値を反映する」という大きな意義を有していますが，もう1つ「否の評価」において有用であるのです．つまりA1cが高いことは「相応に高い血糖値がぜったいにあった」ことを意味するのです．

大事なのは患者さんの自信

「正の評価」にはA1cが良いだけでなく，患者さんの「自信」が必要です．もちろん，根拠がなければだめであって，知識と実践力の裏付けが必要です．

知識とは「目標血糖値」，「血糖コントロールのしくみ（第6章）」，「カーボカウント（第8章）」などについてです．実践力とは持続力，意志力といってもよいでしょう．体重管理と糖質摂取量の管理を継続してできること，SMBGを施行していれば，目標をはずれた血糖値に対し原因をきちんと考えること，都合の悪いとき（過食をしたとき）こそ，SMBGを行う勇気を持つこと，などです．

SMBGは普及していますが有意義に活用されていない場合も多いようです．

高い数値があったとき，原因を考える患者さんは残念ながら多くはありません．「セルフモニタリング」には「測定結果に対する自己評価」という意味が含まれると考えますが，計るだけで評価は医師や療養指導士におまかせ，という人がたくさんいます．過食をしたときを避けて測定する人も多いようです．そして，虚偽報告もたくさんあります．

糖尿病療養は容易ではなく，けっしてハードルは低くはありません．血糖値は「患者さんがつくるもの」といってよいでしょう．そのことの意味を理解できたとき，はじめて「評価」の検査としてのA1cの意義がたしかなものにな

るのです。

3 「コモンモデル」を利用する

「コモンモデル[*1]」

　論理的に，「A1cが高い場合には相応に高い血糖値が必ずあった」ことになります。

　しかし，それだけではあまり意義はありません。具体性がないと患者さんの理解を得られません。たとえば，A1c 8.0％ではどれくらいの高さの血糖値がどれくらいあるのか，という説明が必要です。つまり，「血糖値そのもの」とA1cとの間の「関係性」が提示される必要があるのです。

　日本糖尿病学会編集の「糖尿病治療ガイド」には，「個人差があること，血糖値の日内変動が複雑なことなどからA1cと血糖値の間に定常的な相関性を見出すことはできない」とあります。

　しかし，学術的にはそうであっても，臨床的には別の理解も可能と考えます。

　糖尿病療養においては合併症が顕在化するまでは「症状」は乏しく，「検査値」がすべてなのです。それゆえ，患者さんに「血糖そのもの」と「A1c」の間の関係について具体的なイメージを持ってもらわないと，適切な療養行動につながらないと考えるのです。

　私は「コモンモデル」を考えることで「個人差」や「日内変動の複雑さ」の問題はクリアできると考えます。

　「コモンモデル」を求めるための作業は次のようです。

　血糖値に比べA1cが低くなる肝硬変や慢性腎不全の患者さんはもちろん，A1cが低く出る傾向のある人を除外する。残りの人について「3回の食事をカロリー均等に7時，12時，18時という定型的時間に摂取する。身体活動については一日をとおして均等に，ハードではなくまあまあ動いている」という条件下での血糖変動とA1cの関係を追及する。

　追求する手段は「臨床経験」です。20年近くにわたって，毎年1万件以上，

「血糖値そのもの」とA1cをセットで見つめていると，両者の関係についてそれなりのイメージができてきます。
　それは次のようです。
　3回の食後血糖値のピークが200mg/dl
$$\Leftrightarrow \text{A1c は } 6.9\%^{*2}$$
　3回の食後血糖値のピークが300mg/dl
$$\Leftrightarrow \text{A1c は } 8.4\%^{*3}$$
　比例計算から，
　3回の食後血糖値のピークが140mg/dl
$$\Leftrightarrow \text{A1c は } 6.0\%$$
血糖値は外来で測定したものとSMBGです。外来受診時の朝食を減らすとか，血糖値が高そうなときはSMBGを控えるという患者さんの行動を見通しています。虚偽の報告も見抜きます。また，患者さんから「今日は朝食をふだんより多く食べてしまった」とか，「ふだんやっている食後のウォーキングを今日はやっていない」という情報をもらうこともあります。
　さまざまな「人間的要素」が血糖値には加わるのですが，それらをすべて排除した血糖値とA1cの関係のピュアなイメージ，ということです。もちろん，個人差があってあてはまりにくい患者さんもあります。「多くの場合，こんなところ」といったものです。
　「コモンモデル」を取り入れることについて研究者は否定的に考えられるかもしれません。しかし，臨床経験からイメージをつくるより他にアプローチはないと考えます。血糖値にはさまざまな「人間的要素」が加わるので，たとえば，外来受診時の随時血糖値とA1cのペアを機械的に多数収集し解析しても，意義あるエビデンスを得られるはずがないのです。
　糖尿病治療ガイドには，「血糖コントロールの指標と評価」と題して，A1cと血糖値を併記した表があります。いろいろなエビデンスを組み合わせて作成されたようですが，提示されているA1cと血糖値の関係に納得できるでしょうか。たとえば，A1cが7.5％で食後血糖値が180〜220というのは，私の臨床観察からは実情を反映していません。

広く普及している食事カロリー処方の式，「標準体重に 25〜40 をかける」もコモンモデルのようなものです。基礎代謝量には個人差が大きく活動代謝量をきちんと測定することはできないからです。しかし「目安」に過ぎなくても，混沌として捉えどころのないところに 1 つの「ものさし」を提示することで，見通しが格段に良くなるのです。

> *1　コモンモデル（common model）：私の造語です。「common」はふつうの，ありふれた，よく起こる，という意味です。

> *2　A1c の基準値は平成 24 年 4 月から変更されました。以前のものは JDS 値，現在は NGSP 値と呼ばれます。両者には概ね JDS 値＋0.4＝NGSP 値，という関係があります。A1c と食後血糖値のピークとの関係は「JDS 値の時代」に創出したものです。JDS 値だと 6.5％ となります。

> *3　*2 同様に JDS 値は 8.0％ となります。

「コモンモデル」の応用

　前項で提示した「コモンモデル」について説明を加えます。

　3 回の食後血糖値のピークを 200 程度にきちんと維持すれば A1c は 6.9％ になります。反対に，A1c が 6.9％ で血糖変動が安定していれば，3 回の食後血糖値のピークは 200 くらいになる，ということです。血糖変動が安定していれば低血糖はないことになります。

　「コモンモデル」には A1c 8.4％ までしか示していません。A1c が 8.4％ を超えるとどうなるのでしょうか。

　2 型糖尿病が発症して進行するとき，とくに日本人では，食後血糖値の上昇が先行して空腹時血糖値の上昇は遅れるというのが通常です。A1c が 8.4％ を超えると，空腹時血糖値もめだって上昇してくる印象があります。そうすると，A1c が 9.0％ では，「食後ピークは 300 台半ばとなって空腹時は 200 程度になる」というような表現になると考えます。

　さて，この項の本論に入ります。

　「3 回の食後血糖値のピークが 200 くらい」を少し飛躍させます。「3 回の食

後血糖値のピークの平均が 200」とするのです。

　つまり，「血糖変動が安定していて 3 回の食後ピークがそれぞれ 200」のとき A1c は 6.9％ですが，「血糖変動が不安定で 3 回の食後ピークが，それぞれ，150，200，250」でも A1c は 6.9％になるとするのです。

　こうすると，患者さんの血糖値を考えるのにずっと役に立つようになります。

　もちろん，1 つの「モデル」です。患者さんの理解を高めるための「ツール」です。

　この「モデル」を利用すると，A1c 6.9％で外来血糖値が朝食後 1 時間で 150 であれば，たとえば，昼食後か夕食後のピークが 250 になっている，という理屈になります。A1c 8.4％，朝食後 1 時間で 200 であれば，昼食後，夕食後の平均が 350 となります。

　低血糖がある場合も同様の「計算」ができます。たとえば，A1c 6.9％の人が，1 回，昼食前 50 に下がったとすると，本来の 100 よりも 50 低い分，どこかで 1 回，食後のピークが 250 であったと考えるのです。その可能性がある，ということです。

　そのように「コモンモデル」を応用してさまざまな説明をすることが，患者さんの血糖変動への理解を高めることになるのです。

　前章で紹介した，C さん，D さんは「コモンモデル」を利用した分析であることはいうまでもありません。

第 4 章
体重について

　前々章で，血糖コントロールが良好であることの前提として「体重コントロール」の重要性を述べました。「体重コントロール」とは「身体活動量を適正に維持するとともに摂取エネルギー量を適正に制限して体重を目標に近づけること」と定義されます。そして，本質的に重要なのは体重ではなく体脂肪であることを確認しておきます。

　この章では「体重」についていろいろな点から考察を行います。

1　エネルギー摂取量計算の問題点

エネルギー摂取量を指示するということ

　食後血液中に増加したブドウ糖のうち，食後の身体活動で消費されない分を肝臓や骨格筋に取り込むのにインスリンが必要です。それゆえ，糖質摂取を減らすことで追加インスリンの必要量を減らすことができます。

　脂肪と蛋白質は直接には血糖値上昇に関わりませんが，摂取量を制限しておかないと過剰があれば体脂肪に変化します。体脂肪の過剰はインスリンの作用の低下（インスリン抵抗性の増大）につながります。

　そうすると，糖尿病はインスリンの不足する疾患ですから，糖質摂取量とともに，糖質，脂肪，蛋白質を合わせた摂取総エネルギー量の過剰を回避することが糖尿病治療の基本となります。

　摂取エネルギー量は少ないほうが血糖コントロールには有利になります。しかしエネルギーの不足があれば，筋肉の崩壊や体脂肪の不必要な減少を招きま

す。それゆえ体重がちょうどよい人は，生体の維持と活動に必要十分量，つまり消費エネルギーに一致した分を摂取すべきことになります。そして体重過剰の人は，体重を減らすために摂取エネルギーを減らすべきことになります。

日本糖尿病学会編集の「糖尿病治療ガイド」には，標準体重と身体活動量を基に一日のエネルギー摂取量の算出方法が記されています。

　エネルギー摂取量＝標準体重×身体活動量
　身体活動量の目安
　　軽労作（デスクワークが主な人，主婦など）
　　　　25〜30 kcal/kg 標準体重
　　普通の労作（立仕事が多い職業）
　　　　30〜35 kcal/kg 標準体重
　　重い労作（力仕事の多い職業）
　　　　35〜　kcal/kg 標準体重

これは標準体重の維持に必要なエネルギーを摂取する方針であって，体重は標準体重を指向することになります。数値については厚生労働省発表の「日本人の食事摂取基準」などのデータが基になっているのでしょう。

一目してたいへん大雑把でありますから，この算出方法で求められる値が「目安」にすぎないものであることはいうまでもないでしょう。「目安」であるのだから，患者さんに「あなたの食事カロリーは　日○○カロリーです」と断定的に指示することは控えなければなりません。

また，「目安」であれば状況によって「調整」が必要となります。どのように対応すればよいのでしょうか。

必要エネルギーの理論式

そもそも必要エネルギーを正確に算定すること自体がほとんど不可能といってよいのです。

必要エネルギーについては，次の式が一応のコンセンサスを得ているようです。

　必要エネルギー＝基礎代謝量＋活動代謝量＋食事産生熱

食事産生熱とは食物の消化吸収にともなって放出されるエネルギーであって，摂取した食事カロリーの約十分の一とされています。

　活動代謝量は基礎代謝量に比例すると考えられています。軽労作の人で基礎代謝量の30％程度ですが，重い労作の人では100％を超えることもあるでしょう。

　活動代謝量も食事産生熱も基礎代謝量に比例するので，必要エネルギーは基礎代謝量に比例することになります。そのため基礎代謝量を知ることが，必要エネルギー量を決める上で重要となるわけです。

　ところで基礎代謝量には男女差があって加齢による低下もありますが，それ以外に個人差が非常に大きいのです。どれくらい大きいかというと，極端な人を除いても同じ年齢でも多い人と少ない人とで2倍程度の差はあるようです。

　消費エネルギーの簡易測定器も普及してきています。基礎代謝量の比較的正確な値を知ることができるのでこれらの機器を利用することは有用でしょう。しかし活動代謝量については，変動する身体活動を正確にエネルギー的に評価することはできないので，おおまかに推定するということになるのです。

　また一日の身体活動の総量は，毎日同じではありません。就労している人では労働日と休日とで消費エネルギーが異なるのはむしろ当然です。重い労作に従事している人では休日の消費エネルギーは労働日より少なくなります。軽労作の人で平日の運動不足を休日に解消しようと努めている人では，逆に休日の消費エネルギーが大きくなるでしょう。

　そのような消費エネルギー量の変動も，エネルギー摂取量（食事カロリー）を指示する際に考慮する必要があります。

　もう1つ言及しておきます。

　脳の消費エネルギーはけっこう多く，しかも脳の活動の程度によって変動します。一日中，同じ程度で脳を使っている人はいません。思考の密度が高いときにはその分，脳の消費エネルギーはけっこう増えるでしょう。そうすると脳の消費エネルギーは基礎代謝量に含められるのですが，それは適当ではないように思います。身体と同じように脳についても，基礎代謝量と活動代謝量を考えるべきではないでしょうか。

食事を調達するほうの問題

　摂取エネルギーを正確に算定することはほとんど不可能ですが，エネルギーを供給するほうの問題もあります。

　同じ食材，たとえば豚のモモ肉でもジャガイモでも1つ1つ重量あたりのカロリーは同じではありません。示されている数値は複数のものを測定した平均値です。また，食品交換表では扱いを簡単にするために，食材ごとの若干のカロリーの差を無視して「単位数」で示しているのです。

　さらに，すべての食品が一定の割合で消化吸収されるのではありません。吸収率は食品により異なるし，同じ食品でも調理法が違うと異なることがあります。また食物の吸収率にはそもそも個人差があります。

　つまり正確に〇〇キロカロリーの食事を調達することは不可能だし，体に取り込まれる比率も一定しているわけではない，ということです。

体重で考える

　以上のことから消費エネルギーに一致した食事を摂取するという理屈は正しいようであっても，実現はほとんど不可能といっていいことです。

　ではどうすれば良いのかというと，原点にもどることになります。

　摂取エネルギー量を制限する理由は体脂肪量の過剰を抑制するためでした。ですから，摂取エネルギー量をまず決めて，体脂肪量が目標に近づく，あるいは目標を維持すればその摂取エネルギー量は適正である，ことになります。

　しかし体脂肪量の精密測定は容易ではありません。それゆえ体脂肪量のだいたいのところを把握した上で「体重」で考えるのが妥当となります。

　これには第2章で述べたように2つの前提がありました。適正量の身体活動が維持されていることと，尿糖が少ないことです

　それではその「目標体重」をどう決めるのか，ということになります。たとえば「目標体重」＝「標準体重」と考えてよいのでしょうか。

2 肥満について

肥満の定義

　先項で挙げた問題は簡単なものではなく，解答を得る前に，「肥満」について十分に考察する必要があると考えます．

　ヒトの貯蔵エネルギーはグリコーゲンとトリグリセリドです．後者は脂肪組織に蓄えられます．脂肪組織は脂肪細胞とすきまを埋める間質からできています．脂肪細胞はトリグリセリドを貯めこんで風船球のように膨らんで，細胞核は辺縁に押しやられる格好となっています．余剰のエネルギーが多ければその分，脂肪細胞は大きく膨らむか，分裂して数を増やして対応することになります．脂肪細胞がどれだけ大きくなるか，分裂できるかには個人差があるようです．サイズの増加，数の増加について能力が高い場合，肥満しやすいという可能性もありますが，能力が低い場合には余剰のエネルギーを充分には貯められないという問題も起こってきそうです．

　体脂肪とは全身の脂肪組織の量ですが，体重に対する重量比で〇〇％と示されます．

　そして，肥満とは体脂肪の過剰な状態と定義されます．しかし体脂肪率の正常値についてはっきりしたものはありません．一応，男性で20～25％まで，女性で25～30％までが上限の目安でしょうか．

　現在，日本ではBMI（Body Mass Index）$25\,\mathrm{kg/m^2}$以上を肥満としています．これは，WHOの基準に，健診結果での血糖値，コレステロール値の傾向を加味して決められました（日本内科学会雑誌100巻4号，p.898，2011年）．

　もちろん，個人差の考慮が必要です．BMIと体脂肪率には相関関係があるとされますが，筋肉が多くてBMIが高い人もいるし，反対にBMIは低くても体脂肪，とくに内臓脂肪が多い人もいます．それゆえ，体脂肪率の測定や腹部CTで確認する必要があります．

皮下脂肪と内臓脂肪

　「体脂肪」というと，飽食の時代に生きる私たちは即座に「少ないほどよい」と半ば不要物のように反応しがちですが，本来は生存上，必須のものでした。生物を取り囲む環境は通常，苛酷なものであって，「飢え」がふつうなのです。人類は，農耕文明の開始とともに比較的安定した「食」を得ることができるようになりましたが，狩猟採集生活においてはそのようではありませんでした。動物が食物の中心であったと推定しますが，安定して獲物を得ることはできないし保存もそれほどできない。獲物に遭遇したときにせっせと食べて当座必要のないエネルギーを体内に蓄えておくシステムが必要でした。それが体脂肪です。

　体脂肪は存在する部位によって皮下脂肪と内臓脂肪にわけられます。皮下脂肪は皮膚の下，指でつまめる脂肪で，内臓脂肪はお腹の中，腸の周り（腸間膜）につく脂肪です。

　内臓脂肪と皮下脂肪とでは性質が異なると考えられています。

　皮下脂肪が女性に多いのはよく知られていますが，20年ほど前から注目されてきた内臓脂肪は男性に多いことがわかっています。

　なぜ，そうなのでしょうか。

　内臓脂肪は皮下脂肪に比べ消費されやすい，といわれます。貯まっても（貯めても），エネルギー摂取よりも消費を増やせば，比較的容易に減少するのです。一方，貯まった皮下脂肪を減らすことは（多くの女性が経験するように）なかなか容易ではないようです。

　内臓脂肪は比較的短期のエネルギー貯蔵に適していると理解でき，男性に多く貯まることから，「狩猟のためのエネルギー」とも説明されます。狩猟の際には獲物を獲るまで何日もろくに食物の補充がない上，獲物を追って戦ってしとめるのに相当のエネルギーを要したでしょう。それを内臓脂肪でまかなったということです。

　近年，脂肪細胞からはサイトカインと呼ばれるさまざまなホルモン様物質が分泌されることが知られています。とくに内臓脂肪細胞からは血圧を上げるレジスチン，血小板凝集を進めるPAI-1やインスリン抵抗性を高めるTNFとい

うサイトカインが多く分泌されます。これらの物質は現代人には好ましくないものと考えられ「内臓脂肪過剰→メタボリック症候群」となるわけですが，狩猟においてはこれらサイトカインも合目的であった，つまり有用性を説明できるようです。

　人体は狩猟生活に適合するようにできあがったのです。そして，狩猟生活には有用であったシステムも現代社会には合わなくなってきているのです。内臓脂肪は「短期貯蔵」が原則であって，慢性的に多量を保持すると動脈硬化促進を招くのです。

　内臓脂肪が「狩猟用」であるとすれば，女性に多い皮下脂肪は「妊娠，出産用」としてよいでしょう。皮下脂肪は消費しにくいということは，長期間のエネルギー供給には有用であるとも解釈できそうです。皮下脂肪が高度に少ないと月経は止まります。種族の維持に皮下脂肪は必須なのです。狩猟時代では獲物があったとき，男も女もせっせと食べて脂肪を蓄えたわけですが，貯まる場所が異なるのです。

　内臓脂肪と皮下脂肪の性質の差には自律神経（交感神経）支配も関与するのでしょう。

　内臓脂肪は腹腔内にまとまって存在するため，交感神経の号令に大挙して応じやすい印象があります。一方，外部の衝撃から保護するクッションのように全身に分散して存在している皮下脂肪では，それは期待できないのではないでしょうか。

異所性脂肪

　近年，皮下脂肪，内臓脂肪以外の第三の体脂肪，「異所性脂肪」が注目されてきています。

　皮下脂肪と内臓脂肪は過剰に蓄積すれば問題ですが，本来，あるべき脂肪です。しかし本来以外の部位にもトリグリセリド（中性脂肪）は蓄積することがあって「異所性脂肪」と呼ばれます。蓄積する部位の代表は肝臓，骨格筋，膵臓，心臓です。肝臓に貯まった場合が「脂肪肝」です。

　皮下脂肪と内臓脂肪はトリグリセリドを蓄えた脂肪細胞の集合ですが，異所

性脂肪はトリグリセリドそのものです。つまり脂肪細胞というパッケージなしでトリグリセリドが沈着するのです。

異所性脂肪は，容積は皮下脂肪や内臓脂肪に比べるとずっと小さいのですが，非常に有害と考えられています。肝臓と骨格筋では（それぞれ肝脂肪，筋脂肪と呼ぶことにします）インスリン抵抗性を増強させます。また膵臓のランゲルハンス島に沈着するとインスリンの合成を抑制し，心臓では表面の冠動脈周囲に貯まると冠動脈硬化を引き起こす原因になります。

インスリン抵抗性改善の流れ

肥満糖尿病の患者さんが教育入院すると，血糖降下薬を使用しなくても短期間のうちに血糖コントロールが大きく改善することがよく経験されます。

それはなぜでしょうか。食事糖質量が減った分，血糖値は下がり，そしてよく知られるようにブドウ糖不応性*の改善，膵β細胞の休息の効果も期待されます。

しかし他の要因もあるようです。

1〜2週間の短期間の入院では体重は少し減るだけです。ということは，体脂肪はたいして減りません。しかし肝脂肪と筋脂肪は減少するのです。順天堂大学グループはMRIを利用することでそのことを証明しました（日本内科学会雑誌98巻4号，pp. 19-24，2009年）。

食事で摂取されたエネルギーのうち余剰のものはトリグリセリドの形で内臓脂肪，皮下脂肪に蓄えられ，その「正規の倉庫」がいっぱいになると，収めることのできないトリグリセリドは「異所」に溜まります。そして食事運動療法を励行すると，まず異所性脂肪が減り，それから内臓脂肪と皮下脂肪が減ると理解できます。異所性脂肪は有害であっても，減らすことの困難は大きくはないようです。

内臓脂肪も肝臓のインスリン抵抗性増強の原因であると考えられます。それは，トリグリセリドが分解され脂肪酸（遊離脂肪酸と呼ばれます）となって内臓脂肪から漏れ出しTNFとともに肝臓へ流入する，また肥大した内臓脂肪細胞からはアディポネクチン（後述）の分泌が減少する，ことによると説明されま

す。

　2つの機序があることになりますが，肥満の人は食事運動療法を励行すればよいのです。まず，初期の段階で肝脂肪と筋脂肪は大きく減ります。そして，食事運動療法を継続して励行すると，内臓脂肪細胞のサイズが小さくなって遊離脂肪酸とTNFが減少しアディポネクチンが増加することで，インスリン抵抗性のさらなる改善が得られるのです。

　　　＊ブドウ糖不応性：高血糖がインスリン分泌能とインスリン作用を低下させることです。「ブドウ糖毒性」という用語が使われることも多いです。

脂肪細胞のサイズと脂肪組織の容量

　インスリン抵抗性改善薬として知られるチアゾリジン薬を使用して体重が5kg増えたけれど血糖コントロールは改善したという患者さんがNHKテレビで紹介されました（2010年）。

　増加した体重5kgは体脂肪であったと推定されます。体重80kgで体脂肪率25％とすると体脂肪量は20kgです。そこからさらに5kgも体脂肪が増加すれば血糖コントロールは悪化する，と考えるのが常識です。

　どのような「からくり」があるのでしょうか。

　実は，皮下脂肪と内臓脂肪は増えても，肝脂肪，筋脂肪は減っているようなのです。

　チアゾリジン薬は「脂肪細胞の分化を促進するはたらきを持つ」とされます。具体的には「大型の脂肪細胞を分裂させて小型にする」ということです。

　脂肪細胞は余剰のエネルギーをトリグリセリドに変換して蓄えます。余剰のエネルギーが多ければトリグリセリドをどんどん蓄えて脂肪細胞は大型化します。しかし「無限に」ということはなく，ある程度大型化すると分裂するようです。単純にいえば2つに分裂してサイズは元の半分になるわけです。

　チアゾリジン薬はこの大型化した脂肪細胞の分裂を促進すると考えられています。大型の脂肪細胞をアポトーシスに導く，という説明もあります。

　脂肪細胞は大型よりも小型のほうがよいとされます。それは脂肪細胞から多

数のサイトカインが分泌されますが，大型化に伴って善玉のサイトカインの分泌が減り，悪玉が増えるからです。

　チアゾリジン薬は脂肪細胞の小型化を促進するゆえ有用，ということです。

　しかし，話はこれで終わりではありません。小型化した脂肪細胞はトリグリセリドを貯める能力を高く持ちます。余剰エネルギーが多いと脂肪細胞はまた，大型化へと向かいます。そして，チアゾリジン薬は，この大型化をもサポートする可能性があるのです。

　そうするとチアゾリジン薬は，脂肪細胞の数の増加と大型化を促進することで「脂肪組織のトリグリセリドを蓄える「容量」を大きくするはたらきを持つ」と説明できます。

　チアゾリジン薬は通常，太めの人に処方されますがカロリー制限は容易なことではありません。

　内服とともに節制してきちんと摂取カロリーを適正化できれば，脂肪細胞は大型のものが減り，小型のものが増えインスリン抵抗性は改善します。しかし，カロリー制限があまいと小型化した脂肪細胞はせっせとトリグリセリドを蓄積し大型化へと向かうでしょう。

　冒頭でとりあげた患者さんはまさにこのようであったと推定します。体脂肪5kg増えたところで，ちょうど食欲とつりあったのでしょうか。

　そして血糖コントロールが改善した理由です。

　この患者さんでは異所性脂肪もあったでしょう。その異所性脂肪は，脂肪組織（皮下脂肪，内臓脂肪）の容量が増加した結果，吸収されたと推定されます。肝脂肪，筋脂肪が減ってインスリン抵抗性が軽減し，血糖コントロールが改善したのです。

　異所性脂肪は「脂肪組織の容量オーバーとなって行き場のなくなったトリグリセリドが不適切な場所に貯まったもの」と理解できます。脂肪組織の容量が増えれば行き場ができるわけです。

　異所性脂肪は肥満がなくても発生します。そのような人では脂肪組織の容量が小さいと理解できそうです。トリグリセリドの量が多くなくても脂肪組織の容量が小さいと，蓄えきれないものが出てくるのです。この場合にもチアゾリ

ジン薬が有効となる理屈です。

　脂肪細胞から種々のサイトカインが分泌されることが発見されて以来，脂肪細胞は小型のほうがよいと考えられてきました。しかし脂肪細胞には「余剰のエネルギーを貯める」という本来の役割があるわけです。大型化によって生起する問題もありますが，「大きくなれない」という問題もあるようです。

　まとめると，脂肪細胞の生態，病態がインスリン抵抗性に大きく関わっていますが，ポイントが2つあることになります。
　①脂肪細胞の大型化→悪玉サイトカインの増加と善玉サイトカインの減少
　②貯蔵が必要なトリグリセリド量に対する脂肪組織の容量の相対的不足→異所性脂肪の発生

レプチン

　本項と次項は本書の主旨から少しはずれます。私の学問的関心からの記述です。とばされてもよいと考えます。

　脂肪細胞から分泌されるサイトカインの中で，レプチンとアディポネクチンは摂食や体脂肪量調整にも関わるようです。多くの研究者によって精力的に研究されてきました。

　レプチンとアディポネクチンはともに脳視床下部に受容体を有します。食行動や体脂肪量の調節に関わっていて，互いに反対の性質を持っていると考えられています。

　まず，レプチンは，脂肪細胞のサイズが大きくなると分泌（産生）が増えます。レプチンの血中濃度は体脂肪量と高い相関があって，血中のレプチン濃度で体脂肪量を知ることができるともいわれます。一方アディポネクチンは，脂肪細胞のサイズが小さいときに多く分泌され，脂肪細胞のサイズが大きくなると分泌が減るのです。

　そして，レプチンは食欲を抑制しエネルギー消費を増やしますが，アディポネクチンは食欲を亢進させエネルギー消費を減らすのです。両者の協調によって体脂肪量がコントロールされているのかもしれません。

レプチンは1994年，突然変異で肥満となったネズミの原因を解明する中で発見され，「内分泌臓器」としての脂肪組織の研究の端緒となりました。

当初，レプチンの劇的な効果に注目が集まりました。高度肥満者の中に遺伝子の異常でレプチンを欠損している例があります。その人にレプチンを投与すると摂食の減少とエネルギー消費の増加を伴って劇的に肥満が改善します。また，脂肪萎縮性糖尿病という疾患では体脂肪が高度に少ないことに加え，脂肪肝とインスリン抵抗性増大による糖尿病を有します。体脂肪が少ないためにレプチンが高度に低下していますが，レプチンを補充すると脂肪肝も糖尿病も改善するのです。レプチンにはインスリン抵抗性の改善作用もあることになります。糖尿病薬として期待もされました。

ところが，ふつうの肥満の人にレプチンを投与しても効果は乏しいのです。

レプチンが欠乏している状況で投与すると劇的な効果が得られても，ふつうの肥満の人ではレプチンが効きにくくなっている。「レプチン抵抗性」という用語がつくられました。

しかし，レプチンの分泌量は体脂肪量とともに増加するので肥満の人はレプチンをすでにたくさん持っているのです。レプチンを「追加」投与しても効果が小さいことは自然ともいえます。そして，「レプチン抵抗性」が無制限になかったとすると，レプチンのエネルギー消費増加作用によって体脂肪の分解促進に歯止めがかからず，体脂肪量は「ゼロ」を指向することになりそうです。それはまずいことです。飽食の現代では体脂肪は悪者にされがちですが，先の項でも述べたように体脂肪は貯蔵エネルギーとして重要なだけでなく，種の保存にも必須のものなのです。

ヒトの体重（正しくは体脂肪量）は多くの場合，10年，20年という長期では変動しても短期間ではそれほど変動するものではありません。無理に食事カロリーを増やしてもエネルギー消費も増えて体重は増えにくく，反対に体重を減らそうと食事カロリーを減らすとその逆が起こるのです（つまり，いわゆるダイエットは成功しがたいのです）。

体重（体脂肪量）を一定に保つしくみがありそうです。

脳の視床下部に満腹中枢，摂食中枢があることが発見されて以来，視床下部

が体重を監視しているという仮説が提出されました。そして，レプチンが発見されて，レプチンが重要な鍵であるとも考えられました。つまり，視床下部は一定のレプチン濃度を「セットポイント（設定値）」として認識していて，それを保つように摂食行動やエネルギー消費を調整している，ということです。セットポイントには個人差があって遺伝的にも規定されている，それが，やせ，ふつう，太い，という体型の個人差に結果すると説明されます。

　その説明に従うと，肥満の人の視床下部は高い血中レプチン濃度を「是」としてはいても，セットポイント以上にレプチン濃度が高くなることは「是」としないことになります。そうすると，肥満の人にレプチンは効きにくくても，高い血中濃度に負けずに大量を投与すればそれなりに効くのでは，ということになります。

　また，飽食の現代においては「レプチン抵抗性」が問題にされますが，そもそも視床下部は体脂肪の減少を気にしていて，レプチンには体脂肪の不足を警告する役割があった，と捉える意見もあります。セットポイントは余裕をみてけっこう高めに設定された人も多く，「非」飽食の時代にはクリアされなかったセットポイントが飽食の現代では容易にクリアされるようになった，という想像も許容されそうです。

アディポネクチン

　アディポネクチンの受容体は脳視床下部だけでなく骨格筋や肝臓にもあります。

　アディポネクチンの末梢作用（骨格筋，肝臓での作用）の中心は，脂肪酸の燃焼を促進して細胞内のトリグリセリド含有量を減らすこととされます。それはインスリン抵抗性の改善につながります。

　しかし，アディポネクチンのインスリン抵抗性改善作用が注目されるのは飽食の時代の立場からでしょう。飢餓の時代においてはどうだったのでしょうか。

　現時点において確認されているアディポネクチンの性質，作用を整理してみます。

　①体脂肪量が少ない，つまり脂肪細胞のサイズが小さいほど分泌が増加する。

②視床下部にはたらき，食欲を亢進させエネルギー消費を減らす。
③骨格筋と肝臓において脂肪酸の燃焼を促進する。

②について倹約遺伝子としての役割を認めることができます。

もうひとつ，大事なことがあるようです。

①と③を並べると一見，奇異な感じがします。体脂肪量が少ないほど脂肪酸の燃焼が促進される，ということになりますから。

門脇孝博士は次のように述べています（糖尿病51巻11号，pp.949-959，2008年）。

「末梢ではアディポネクチンは脂肪酸を効率よく利用してATPを産生して生存に活用するとともに，脳にブドウ糖を優先的に供給する役割を有すると考えられる。」

納得するために私なりの追加の説明を致します。

まず高等動物のエネルギー源はブドウ糖と脂肪酸ですが，第1章で述べたようにブドウ糖は速やかに利用できるのに対して脂肪酸を利用するには手間がかかるのです。「脂肪を燃やすためにはジョギング，ウォーキングを15分以上続けて行う必要がある」とよくいわれるとおりです。

そして，食物が豊富でなければ糖質も豊富ではありませんが，その状況でも脳にブドウ糖を供給する必要がありました（実は飢餓状態の脳は脂肪酸からつくられるケトン体をエネルギー源として利用できるのですが，ブドウ糖のほうが有用でしょう）。食物からでは不足する分のブドウ糖は蛋白質を変換することで補ったでしょうが，脳に優先的にブドウ糖を供給するために脳以外においては（燃やすためには手間のかかる）脂肪酸をエネルギー利用の中心に確実にすえる必要があったのです。

そこにアディポネクチンの関わりがあったのではないでしょうか。

ひとつ留意すべきことは，現代社会においては糖質リッチの食物が豊富というか氾濫していますが，糖質リッチの食物が増えたのは農耕が始まってからなのです。狩猟時代においては獲物である獣も魚も昆虫も糖質リッチではありません。また，自然界に芋類や果実は豊富にはありませんでした。

狩猟時代においては食物の不足以上に糖質は不足していたと推定されます。

その状況においてアディポネクチンはたしかに重要な役割を担っていたのでしょう。

　農耕の時代になると糖質の供給が増えグリコーゲンも安定して貯蔵され，脂肪酸の利用促進は必須の課題ではなくなりました。そして，脂肪細胞もけっこう膨らんできたのです。

　「肥満のしくみ」は臨床医にとってもひじょうに興味のあるところです。現在までに得られている基礎研究の知見を基に「謎解き」に参加した次第です。今後，研究はさらに進むでしょう。増えた知見を加えて，また，「謎解き」に参加することになります。

3　食　　欲

視床下部のはたらき

　視床下部は，生体が外部環境に適合しつつ適切に生存しスムースに活動できるように体内環境の調整を行う司令塔の役割を果たしています。

　主には自律神経の中枢です。呼吸，循環，消化，排泄など，生体にとって基本かつ重要な作業を統制しています。基本的に，生体が外部環境に対して攻めの姿勢を持つときには交感神経のはたらきが優位となり，内部環境の保全（消化，排泄など）に向かうときには副交感神経のはたらきが優位になるのでしょう。

　運動をする場合には交感神経優位となって，骨格筋に十分な酸素を供給するために呼吸数と心拍を増やすとともに，筋肉に行く血流を増やし腸や腎臓に行く血流を減らします。たくさん食べてすぐ運動することは無理なしくみです。

　心身のストレスに対しても基本的には交感神経優位です。視床下部は脳下垂体に直結していて内分泌系とも密に関わります。ストレスが長期化すると副腎皮質ホルモンの分泌が増加します。

　体温調節にも関わります。体温を一定範囲に維持するために熱産生と発汗を

調整します。免疫は体温が高いほうがよくはたらくため、病原体が侵入すれば体温を上げる調整が行われます。

その視床下部が食欲の調節にも関わっています。

エネルギーの不足、充足に対応して摂食行動が開始し停止します。情報を伝達するものとしては迷走神経や血糖値、腸管から分泌されるホルモン様物質（グレリン、インクレチンなど）の関与が知られています。咀嚼の刺激も重要です。レプチンとアディポネクチンも関わるようです。

摂食行動は当座のエネルギー不足と充足だけでなく貯蔵エネルギー、つまり体脂肪量とも関わっています。体脂肪量についてセットポイントを定めていてレプチンの関わりが大きい可能性があります。

大脳皮質との関わり

ところで「食欲の調節」は純粋に身体的に規定されるものではないのです。

実験動物のネズミの餌を高脂肪のものにすると、ネズミはよく食べよく太るそうです。セットポイントが上がってしまうようです。また、ネズミのしっぽをはさんで痛み刺激を加えると、ネズミは餌をよく食べるそうです。

視床下部は大脳皮質とも密に関わっているのです。

ネズミは高脂肪の餌を「おいしい」と思うからたくさん食べるのでしょうか。

おいしいものがあればよけいに食べたくなるのは人では自然のことです。それどころか人間はおいしいものをわざわざ創り出すのです。結果として多彩な食文化が見事に発展しました。

食への欲求を満たすために視床下部は体脂肪のセットポイントを上げる、ということがあるのかもしれません。しかし、人間でもネズミと同じように高脂肪食で肥満になるかというと、私はそのようには考えません。人間では事情は複雑であると考えます。後の章で述べることになります。

「情動」や「心理的ストレス」も食行動に影響します。「むしゃくしゃするから食べる」ことはよくありますが、亢進した交感神経を副交感神経のはたらきで中和させる、とも説明できます。

まとめると、大脳皮質に起因した問題を視床下部が解決を試みているといえ

ます。過食が身体にいいとはいえませんから、身体を犠牲にして大脳の安寧を優先していることになります。大脳の身勝手なふるまいに対して、視床下部は従順に対応するのでしょう。

大脳はおいしい食べものを創り出しますが、効率性や経済性も関わって、あまりよろしくないものも創り出した印象があります。

それはファーストフードや菓子類です。それらが持つ共通の性質は、高糖質（＋高脂肪）でカロリー密度が高いことです。やわらかいため簡単に食べられ、咀嚼刺激による満腹感を期待できません。比較的安価で簡単に手に入ります。味は多くの人にとって魅惑的なものなのでしょう。過食や習慣性が導かれる条件が揃っていると考えます。

しかし、栄養上の問題がたくさんあります。高カロリーだけでなく、自然の食材に含まれる微妙な栄養素は多く喪失していて、代わりに食品添加物がたくさん含まれています。使用されている脂肪の種類や質の問題もあります。

菓子パンの中には1個400kcalを超えるものも多くあります。ある肥満の男性が「朝食は軽く済ませている」というので内容を確認したところ、「菓子パン2個とジュースを飲む」とのことで呆れたことがありました。

ファーストフードや菓子類は、便利で魅惑的であっても、行き過ぎがあって規制が必要とも考えます。買う人の責任であって糖尿病や肥満症の人はがまんすればよい、という意見もあるでしょう。しかし、現実には糖尿病も肥満も増加する一方なのです。糖尿病合併症の治療には膨大な費用を要するので国家的損失といえるのです。

大規模研究も示すこと：肥満の人の体重を減らすことは容易ではない

肥満の人は視床下部の体脂肪のセットポイントが高めに設定されているかもしれません。また、食行動は食の環境の影響を強く受けます。肥満の治療、予防、具体的には体重を減らすこと、は容易ではありません。

有名な臨床研究もそのことを示しています。

2002年に発表されたDPP（Diabetes Prevention Program）という大規模臨床研究の概要を紹介します。

目標：①ライフスタイルへの強力介入（食事，運動），②メトホルミンの投与が糖尿病発症を抑制するかどうかを検討する。

対象：3234人のIGT（ブドウ糖負荷試験の結果が正常域と糖尿病域の中間にある人の中で食後2時間血糖値が140〜199であるもの）。平均年齢51歳，平均BMI 34.0kg/m^2 と高度の肥満を有する。

方法：3234人をライフスタイル介入群，メトホルミン群，対照群の3群に無作為に分配した。ライフスタイル介入群では，体重を7％減らすことを目標に，食事指導（脂肪摂取を減らし食事カロリーを減らす），運動指導（速歩を中心に週150分）が行われた。指導はかなり徹底したもので綿密なカリキュラムに沿って個別指導と集団指導が行われた。個々の参加者にライフスタイルコーチがつき電話での指導も行われた。

結果：平均2.8年間，追跡観察された。糖尿病の発症は対照群に比べライフスタイル介入群で58％，メトホルミン群で31％抑制された。

　ということで，「ライフスタイルの改変が糖尿病発症を減らすために非常に有用である」という結論に至るわけですが，私が注目するのはライフスタイル群が達成できた内容です。

　ライフスタイル群で7％の体重減量を概ね維持できた人の割合は，試験開始から24週間では50％，試験期間を通してでは38％でした。同様に，毎週150分の運動を達成できたのは，試験開始から24週間では74％，試験期間を通してでは58％でした。

　これをどう見るべきでしょうか。

　試験に参加した人々の意欲の程度はわかりませんが理想的な指導環境下にあったわけです。それなのに「7％の体重減量を維持できたのは，わずか38％に過ぎなかった」という解釈もできるのではないでしょうか。しかも，BMI 34.0の人が7％体重を減らしても，BMIはまだ30を超えているのです。

　「肥満の改善はまったく容易ではない」ことが大規模研究によっても確認されたのです。

　運動習慣のほうが達成率は高かったわけです。しかし週150分運動という目

標が多いか少ないか，意見はさまざまでしょう．

4　目標体重

体重減量の目標は「5％」で充分

　人が体重を減らすことは容易ではありません．しかし，程度が小さくても効果は大きいのです．

　DPP で示されたようにわずかの体重減で糖尿病の発症は抑制されます．しかも，その後発表されたフォローアップの調査によると，その効果は持続することが認められました．一時期であっても，がんばれば「益」はあることが示されたのです．

　血糖コントロールについては，体重が少し減る程度で大きく改善するのです．糖尿病のためであれば高度に減量する必要はないのです．

　それでは，肥満の人は標準の人に比べて，よりがまんが必要なのでしょうか．

　私は，肥満糖尿病の患者さんの入院での一日の食事カロリーの処方を，標準体重 1kg あたり 30〜35kcal，身体活動は歩数一日 1 万歩を基本としています．その条件で必要に応じてインスリン注射を含め血糖降下薬も使いますが，体重増加することなく血糖コントロールは改善します．

　「一日 1 万歩で標準体重 1kg あたり 30〜35kcal」は特別なものではありません．ふつうの人と同じ条件なのです．

　つまり肥満糖尿病の人は，ふつうの人並みに動いて食べれば，血糖降下薬の助けは必要であっても血糖コントロールを良好にできるのです．

　もちろん，肥満の人では視床下部の体脂肪量のセットポイントは高く設定されている，つまり，ふつうの人よりも欲するしくみとなっていると考えられます．しかし，行動変容の目標が手に届かないところにあるものとは考えにくいのです．

　肥満糖尿病の患者さんは退院後挫折する人が多く，「一日 1 万歩で標準体重 1kg あたり 30〜35kcal」の生活を継続できた場合どこまで体重が減るのか，推

定できる材料を持っていません。それでも血糖コントロールの改善を目標とした場合，体重については数ヶ月〜半年で5％減らす，という目標をたてれば十分と考えます。

「標準体重」とは何か

日本では「BMI 22kg/m^2 が標準体重」ということが普及しています。これは1990年代初に日本肥満学会で提起されたものです。

体格を評価する指標，つまり，太い，ふつう，やせ，の程度を示す指標としてBMIが使われます。体重（kg）÷身長（m）÷身長（m）で計算されます。BMIは身長ごとで分布がだいたい同じになるのでしょう。それで，身長の高い，低いに関係なく，BMIで体格を評価できることになります。

しかし，筋肉質，脂肪質という問題は評価できません。それにはインピーダンス法による計測が必要です。そして，内臓脂肪と皮下脂肪を評価するにはCTスキャンが必要となります。BMIは大きくないけれど体脂肪，とくに内臓脂肪は多いという人もけっこういます（「かくれ肥満」と呼ばれます）。

そのように限界はありますが，BMIは1つの目安として充分活用できます。計算が簡単であることも大事です。

ところで「標準」とはどういう意味でしょうか。わかるようでわかりにくい言葉だと思います。

広辞苑を見ると，①判断のよりどころ，比較の基準，②あるべきかたち，手本，規格，③いちばん普通のありかた，とあります。

①〜③のどれにあたるのでしょうか。

肥満学会が「標準体重」を定めた手続きは「有病数が少ない」という条件です（次項参照）。有病数が少ないことは「よいこと」なので，この場合の「標準」の意味は②になりそうです。

そうするとすべての人は標準体重を目標とすべきでしょうか。

それが無茶であることはいうまでもありません。体調を崩すことも起こりそうです。

先に述べたように血糖コントロールの改善のためであれば，もっと少ない減

量でよいわけです。ただし，体重が減れば血糖コントロールが良好になる，というのではなく，血糖コントロールが良好になるように食事，運動について療養を継続した結果，体重も少し減る，ということです。

「標準体重」という言葉には「目標体重」のニュアンスがありそうですが，重要なのは「標準体重」ではなくて，個々の人にとっての「目標体重」，ということです。

なぜ，日本では「BMI 22 が標準体重」となったか

標準体重を BMI 22 とすることについては，私の理解するところ次の学術論文に基づいています。

1991 年に International Journal of Obesity という雑誌に発表された，「有病数を最小にする BMI で評価した理想体重」（原文タイトルは英語）というタイトルの論文です。

論文の概略を紹介します。

対象：30～59 歳の男性地方公務員 3582 人。事務職だけでなく消防士，教師を含む。女性は 30～59 歳の家庭主婦。
方法：後に示す 10 個の慢性疾患について有病数を調べた。疾患を保有していれば 1 点，保有していなければ 0 点として 10 疾患について点数を加算する。点数が低いほど有病数が少ない，つまり健康ということになる。
疾患名：肺疾患，心疾患，上部消化器疾患，高血圧症，尿所見異常，肝機能障害，高脂血症，高尿酸血症，耐糖能異常，貧血。
結果：男性，女性ともに BMI 22 前後で有病数がもっとも低く，BMI が 22 より低い場合，高い場合，ともに有病数が増加する傾向が認められた。二次関数曲線で回帰を行うと，有病数がもっとも低くなる BMI は男性で 22.2，女性で 21.9 であった。

つまり，この論文は BMI と 10 個の慢性疾患の保有数との関係を見ているのであって，平均余命や心筋梗塞，脳梗塞発症のリスクとの関係を見ているのではないのです。調査対象が 30～59 歳に限定されていることにも注意が必要と

考えます。

　BMIと平均余命との関係については多数の報告がありますが、共通した傾向として、日本人の中高年ではBMI 24～25程度で平均余命は最大になる、と理解してよいようです。ただし、糖尿病を有する人口においては事情が異なるかもしれません。

　心筋梗塞発症リスクについては、日本ではBMIよりもCTスキャンによる内臓脂肪面積との関連が注目されています。内臓脂肪量が有力なリスク因子と考えられていますが、BMIには十分には反映されないのです。

目標体重は患者さんとの話し合いで決める

　目標体重を決める際には、標準体重を一律に適用するのではなく、体重歴と体組成（体脂肪率、内臓脂肪量、筋肉量）の情報が必要です。

　体重歴については現在の体重に加えて20歳時、過去最大、糖尿病診断時の体重は基本です。体組成は精密測定でなく簡易のものでも十分、参考になります。若い頃と現在では体組成が異なることがあります。それについては運動歴と身体活動歴が参考になります。

　療養行動を高く維持するために、目標体重の決定には患者さんの主体的思考が重要です。

　まず、血糖コントロールに体重（体脂肪）管理が非常に重要であることを理解してもらいます。その上で、体重歴を振り返ってもらって、「今後、糖尿病という病気と付き合うとき、何キログラムでやっていこうか」、それを患者さんによく考えてもらうのです。

　決定のプロセスが重要といえます。

第5章

糖尿病と運動

　糖尿病療養において「運動」は非常に有用とされています。しかし，やみくもにやれば良い，というものではありません。運動の有用性のしくみとともに運動の有用性の限界，さらにはマイナス面を理解する必要があります。

1　運動の有用性とそのしくみ

糖尿病における運動の有用性

　運動は「健康の維持増進」に役立ちます。心肺機能を高め，骨格筋を増やし，骨そしょう症を予防します。爽快感，活動気分を高める効果も期待できます。

　糖尿病診療において運動に期待されることは，健康の維持増進に加えて血糖コントロールの改善です。

　運動が血糖コントロールにもたらす効果は2つに分けることができます。「早期効果」と「継続効果」です。

　「早期効果」は，運動を行った後ブドウ糖消費が増加するために血糖値が下がる，ということです。

　「継続効果」は，運動を日々習慣的に行うと，骨格筋へのブドウ糖の取り込みが促進されるようになって一日を通して血糖値が下がる，ということです。

運動により血糖コントロールが改善するしくみ

　運動が血糖コントロールにもたらす効果について，近年，分子生物学的な研究が進んでいます。

ブドウ糖は自由には細胞膜を通過できません。骨格筋ではブドウ糖はGLUT4と呼ばれる糖輸送担体（ブドウ糖の運び屋，艀のようなもの）によって細胞内に取り込まれます。エネルギー需要の小さい状況ではGLUT4の移動にインスリンが必要です。インスリンが細胞表面のインスリン受容体に結合すると，GLUT4は細胞表面に移動します。細胞表面に移動したGLUT4はブドウ糖を受け取り細胞内に運搬します。

　ところが，運動などをしてエネルギー需要が多い状況ではインスリンの関わりなしでGLUT4は細胞表面に移動するのです。それはAMPキナーゼという酵素のはたらきによります。エネルギー需要が多い状況では，通常のリン酸一分子がとれるATP→ADPのかわりに，一度にリン酸2分子がとれるATP→AMPの反応が進み，それによりAMPキナーゼという酵素が活性化されます。このAMPキナーゼが，GLUT4が細胞表面に移動するのを促進させ，ブドウ糖を効率よく取り込ませる，ということです。

　以上が，「早期効果」のしくみです。

　運動を毎日行うと，GLUT4の数が増加します。
　また，骨格筋は使われることで筋量が増えます。
　骨格筋量が増えれば貯蔵できる筋グリコーゲン量も増えます。
　そして，運動によるエネルギー消費（つまり活動代謝）とともに安静状態での骨格筋のエネルギー消費も増えます。骨格筋は人体の中の最大のエネルギー消費器官であるので基礎代謝は有意に増加します。エネルギー摂取の増加に注意すればエネルギーの出納はマイナスとなり体脂肪が減少します。それはインスリン抵抗性の改善を導きます。
　GLUT4の増加，骨格筋量の増加，インスリン抵抗性の改善，すべて骨格筋への一日を通してのブドウ糖取り込みを促進させるのです。
　以上が，「継続効果」のしくみです。

2 運動の効果の実際：どれくらい血糖値は下がるのか

　運動を行うと，骨格筋細胞内へのブドウ糖の取り込みが増加するため血糖値は下がります。それは，AMPキナーゼが活性化される結果であってインスリンのはたらきは関係しません。細胞はエネルギーとして即必要なブドウ糖をインスリンのはたらきなしで取り込めるのです。

　それでは，運動するとどれくらい血糖値は下がるのでしょうか。

　渡邊昌博士は自身の糖尿病療養体験をまとめ出版しています（巻末参考図書）。

　渡邊博士は，当初はかなりの高血糖でしたが，食事運動療法の励行にて血糖コントロールを改善させました。その後もSMBGを熱心に行い，食事療法と運動によって，どのように血糖値が変動するかを観察しました。多いときには一日10～20回，SMBGを行ったとのことです。

　観察結果には参考になるところがたくさんあります。運動が血糖変動に与える効果についての要点は以下のようです。

　①食後に30分間，ふつうに歩けば食後血糖値は50mg/dlは確実に下がる。

　②たくさん歩くとその分血糖値はより下がる，というのではない。かえって100台後半に上がることもある。

　③食事前にウォーキングを行ったときの血糖変動はさまざまである。

　②，③について，渡邊博士は肝臓のグリコーゲン分解の関わりを推定しています。

　「食後にはブドウ糖が利用されやすい形で体内にたくさんある。軽い運動ではそれらが消費される。しかし，運動量が多いとそれだけでは足らないので肝臓のグリコーゲンが分解されブドウ糖が供給される。食前では利用しやすいブドウ糖が不足しているのでグリコーゲンが利用される。そして，グリコーゲンの分解はいったん活性化されるとインスリンのはたらきが低下した状態では十分に制御されない。つまり，グリコーゲン分解が過剰に亢進して血糖上昇を招くこともある。」

　渡邊博士の観察結果を基にすると，運動の早期効果を活用するためには運動

を食後まもなくの時間帯に行うのがよいことになります。食後血糖値上昇を抑制できるので意義が高いのです。しかも「激しい運動ではなく軽いものでよい」ということに注目すべきです。

3 「運動」とNEAT

ところで「運動」とは何でしょうか。

手元の広辞苑には「体育，保健，あるいはたのしみのために体を動かすこと」とあります。

しかし，あたりまえですが，体育，保健，たのしみではなく実用や仕事のためであっても体が動いていれば，同じように血糖変動は影響を受けます。

近年，「NEAT」という用語が使われます。これは，not exercise, activity thermogenesis の略であって，「運動ではなく日常生活の活動でのエネルギー消費」という意味です。

NEAT というと，運動不足になりがちな人が日常生活の中で動く量を増やす工夫をする，というイメージはあります。たとえば，事務職の人が用事をみつけては立ち座りする，エレベーターを使わず階段昇降する，通勤で車の利用を減らす，主婦が家事の中で動く量を増やす工夫をする，というようです。

ひとつひとつの動きは小さくても一日のトータルでのエネルギー消費はけっこう大きなものになります。その分，ブドウ糖がインスリンなしで消費され血糖値上昇抑制に役立つのです。

留意すべきは，日常の小さな動きだけでなく，農作業や工事現場，工場内の肉体労働，あるいは町会での草刈などの奉仕作業も NEAT であって，血糖コントロールに大きく影響することです。

これらの労働によるエネルギー消費量は「運動」のレベルを大きく超えることもあります。そして，運動とは異なって，動くことが目標ではなく目標達成のために必要分を動くので，エネルギー消費量を調整することも困難です。その一方，休日はゆっくり過ごす場合も多いのです。血糖変動は大きくなりやす

くなります。

　また，仕事や日常の用事が忙しくて食事時間が遅れることはよくあります。それは，エネルギーの出納が消費側に傾くこと，NEAT の増加を意味します。

　後の項で「食前に運動をしていいか」を扱いますが，日常の必要による NEAT を考えるとのどかな問題となってしまいます。日常の必要は血糖コントロールに有利な状況に限定して動く，ということを許容してくれません。NEAT の過剰，不足，ともに頻繁に発生するわけで，その中で良好な血糖コントロールを維持しなければならないのです。

　どのような対応が必要でしょうか。

　まず，運動と NEAT を区別すべきではないと考えます。目的性は異なっても，ともにエネルギー消費を促進し血糖値を下げる（食後であれば食後血糖値上昇を抑えるが，食後時間が経過したときでは低血糖も起こしうる）身体活動なのです。

　つまり，身体活動＝NEAT＋運動，となります。そして，血糖コントロール良好を考えるとき，要点は次のようになります。

① NEAT の少ない人は NEAT を増やす工夫をする，あるいは運動を行うことで身体活動を増やす。
② 身体活動はなるべく食後に増えるように工夫して「早期効果」を期待する。
③ NEAT の多い人，変動の大きい人は，血糖変動が安定するように，エネルギー摂取と血糖降下薬の調整を適切に行う。

4　運動の効果の限界，問題点

ハードな運動と「後期反応」

　渡邊博士の著書を参考にすると，良好な血糖コントロールを維持するためには，運動については食後の軽い運動，たとえば 30 分で 2km のウォーキングで充分であるようです。

　少ないと考える人もいるかもしれませんが，一日 3 回，計 90 分も運動に費

やせる人は多くないと考えます。歩数は優に1万歩を超えます。

　私は，NEAT＋運動で一日の歩数1万歩を基本と考えています。NEATだけでは不足する身体活動を運動で補うということです。

　しかし，30分の軽いウォーキングでは満足できない人も多いでしょう。ふだんは軽めのウォーキングにとどめても，ときには「ハードな運動」を行いたい人や，本格的にスポーツに取り組みたいと考える人もいるでしょう。ハードな運動やスポーツが身体の健康に有用であるとはいえない面もあるかもしれませんが，心理・精神面での有用性は高いと考えられます。満足感や達成感を得ることが期待されます。

　ただし，ハードな運動やスポーツは，血糖コントロールにおいてはむしろマイナスであることを承知する必要があります。

　まず，SU薬やインスリン注射を使用している人では低血糖が起こりやすくなります。低血糖の予防には運動量に応じてその消費エネルギー分を間食で補充する必要がありますが，運動による消費エネルギー量を精密に算定することは困難なので試行錯誤の作業となります。

　速効性インスリン注射を使用している人では，消費エネルギーの一部をインスリン単位数に換算して注射量を減らすことが適当です。それについても試行錯誤の作業が必要です。怠ると低血糖が引き起こされます。

　運動による低血糖の問題は単純ではありません。

　運動量が大きいと，食後数時間だけでなくそれ以降，ときには夜間に血糖値が下がることがあります。グリコーゲンの消費が高度であって，補充するためにブドウ糖からのグリコーゲン合成がさかんになるためと考えられます。そして，グリコーゲンの合成にはインスリンが必要ですが，インスリンの作業効率が高くなっているために必要量が減っていると推定されます。

　これを「運動の後期反応」と呼ぶことにします。「吸い取り紙現象」と呼ぶことも適当と考えます。もちろん，運動だけでなくNEATでも活動量が多ければ同じです。インスリン分泌不全の高度の人ではとくに注意が必要です。適切な対応（インスリン注射の減量，間食の摂取）を施すことになります。

　インスリン分泌不全が高度の人では，さらに別の問題があります。運動強度

が高いと交感神経系のはたらきが亢進するので，インスリン不足が大きくなりケトーシス，そして，ケトアシドーシスを引き起こすおそれがあります。血糖値をモニターしつつインスリン注射量と糖質を主体としたエネルギーの補給を調節するだけでなく，尿試験紙でケトン体のチェックも必要となります。

　糖尿病の人がハードな運動やスポーツを行うことは楽ではありません。

　しかし，糖尿病という病気を抱えていても，「自身の血糖コントロールのしくみ」を熟知した上でいろいろ工夫すれば，良好な血糖コントロールを維持しつつ糖尿病でない人と同じようにハードな運動やスポーツに取り組むことができるのです。それが，「糖尿病を克服した」ということになる，そのように理解することが必要なのでしょう。

食前に運動してはいけないのか

　運動を食前にやってはいけないのでしょうか。

　運動の早期効果のためには運動を食後30分から開始する必要があります。しかし，人はみな忙しいのです。食後30分から運動を行える人は多くはないでしょう。早朝とか，夕食前なら可能という人も多いと考えます。

　その時間帯の運動では早期効果はありませんが継続効果は期待できます。運動の継続効果は，毎日の積み重ねが重要であって，運動する時間帯は関係ありません。

　ただし，SU薬，インスリン注射を使っている人では低血糖の予防が必須です。運動開始前に必要な間食をとることになります。また，心疾患などを有する人では，早朝に運動することは適切とはいえません。

運動によるエネルギー消費を過大に評価してはいけない

　摂取カロリーの過剰があることが明白であるのに，「(カロリー制限をするかわりに) 運動でがんばる」と言い張る人がけっこういます。

　それは無理なことです。運動によるエネルギー消費は意外と少なく，時速4kmで1時間歩いても消費エネルギーはせいぜい200kcal，ご飯1杯にも満たないのです。

肥満があって一日 500 kcal の食事制限が必要な人はざらにいますが，500 kcal を運動で消費するには毎日 2 時間半歩く必要があります。まったく現実的ではありません。

　もっとも，体重（体脂肪）減量のためには運動は必須です。

　運動をやらないで食事カロリーを減らす方針では，脂肪よりも骨格筋のエネルギー化が優先されて体脂肪はたいして減らない可能性があります。体重減量とは体脂肪を減らすのが目的です。筋肉が，人体の最大のエネルギー消費器官であることも忘れてはなりません。

　骨格筋量を保持して体脂肪を減らすのです。そのためには，骨格筋に負荷をかけること，すなわち運動は必須です。

第6章
血糖コントロールのしくみ

　第2章で,「血糖コントロール良好」とは「変動する血糖値が高い頻度で目標範囲内に収まっていること」と定義しました。基本の目標範囲は食後200以下,食前で100としてよいと考えます。食前については「100に近づけるが,なるべく100以下にしない」という意味であって,低血糖の予防を重視しています。

　さて,目標の血糖値を日々の療養生活の中で「つくる」にはどうしたらよいのでしょうか。

　「食事,運動に注意する」というレベルの対応,たとえば,食べ過ぎに注意する,間食をとらない,ウォーキングを一生懸命行う,というようなことでは血糖コントロールを良好にすることはたいして期待できません。

　血糖コントロールを良好に維持するためには,血糖値が変動する「しくみ」をきちんと理解をし,それに基づいて療養を行う必要があります。

血糖変動曲線をきれいにする2つの操作

　例として2型糖尿病の患者さんの血糖変動の1つの典型を示します。未治療でA1c 8.5％程度の患者さんのイメージとしてよいと考えます。A1c 8.5％であれば,食後血糖値はもちろんですが,起床時血糖値も正常より高くなっています。

　図5Aに示すように,朝食後血糖値は大きく上昇した後ゆっくり下がりますが,もとの値に戻る前に昼食を摂取するので昼食後血糖値のピークはさらに高くなります。同じしくみで夕食後のピークはさらに高くなりますが,夜間にゆっくり低下して前日の起床時の値に戻ります。

第6章　血糖コントロールのしくみ　79

　この血糖変動曲線をきれいな形（図5B）にするためには2つの操作が必要となります。

① 3つの食後血糖値上昇の幅を一定範囲内に抑える。
② 起床時血糖値を目印に変動曲線全体を下方に平行移動する。

　幾何学の勉強をしているみたいですが，この捉え方が目標血糖値を達成するために有用と考えます。さいわい簡単な幾何学です。

　操作②については，「起床時血糖値を目標まで下げる」と置き換えても，実際上，同じことです。

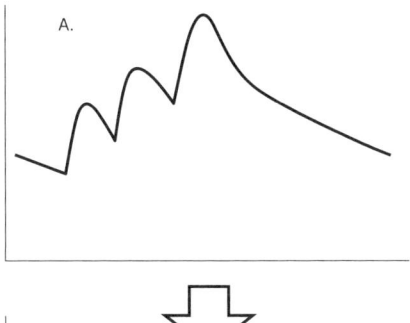

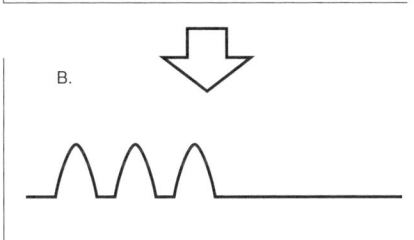

図5　A→Bの変換には，3つの食後血糖値上昇の幅を目標まで抑えることと全体を下方に平行移動することが必須の要件である。

食後血糖値を決定する要因

　まず，操作①「3つの食後血糖値上昇の幅を一定範囲内に抑える」についてです。

　食後血糖値のピークを食後1時間値とすると，

「食後血糖値のピーク（1時間値）」

＝「食前血糖値」+「食前〜食後1時間までの血糖値上昇の幅」

と表されます。

　それゆえ，食後ピークが高いとき，「食前血糖値」が高いこともあります。それが否定されたとき「食前〜食後1時間までの血糖値上昇の幅」が問題となります。

　決定要素は次の4つです。

(a) 食事糖質量
(b) 追加インスリン

自身の膵からの追加インスリン分泌
　　　速効性インスリン注射
(c)食後1時間までの身体活動（活動代謝量）
(d)糖質の消化吸収を遅らせる物質
　原理は簡単です。食事糖質（→ブドウ糖）が食後血糖値を上昇させ，それを抑制するために追加インスリンが必要となります。そして食後の身体活動が多いと，その分，追加インスリンは節約されます。さらに，糖質の消化吸収を遅らせる物質の関与もある，ということです。

糖質の消化吸収を遅くさせるもの

　エネルギー源となる三大栄養素（糖質，蛋白質，脂肪）の中で血糖値を上げるのは糖質だけです。蛋白質は遅れてブドウ糖に変換される可能性はありますが，食後ピークには関わりません。
　一方，脂肪（油脂）と食物繊維は糖質の消化，吸収を遅延させる効果があります。これらの量が多い分，食後血糖値のピークは下がり，ピークに到る時間も長くなります。上昇した血糖値が元の基線に戻るまでの時間も延長します。高い山をなだらかな山にするイメージです。
　血糖降下薬のαグルコシダーゼ阻害薬（αGI）は「糖質の消化吸収を遅くさせるもの」の仲間に入ります。放屁，下痢などの副作用はありますが，追加インスリンの作用を介さず血糖値上昇抑制を30〜50程度期待できる重宝な薬剤といえます。

起床時血糖値が上昇する原因

　次に，操作②「起床時血糖値を目標まで下げる」についてです。
　起床時血糖値が上昇する原因は何でしょうか。
　夕食のカロリーが多い，夕食〜就寝までの時間が短い，ということがよくあります。その結果翌朝の起床時血糖値が上昇するわけですが，それは食後血糖値の問題になります。食事中の脂肪（油脂）の量も関わります。高度に脂っこい食事は糖質の吸収を遅延させ，翌朝の血糖値に影響を与えます。

それらを除いて起床時血糖値が高いとき，考えるべきことは以下のものです。
(a)ブドウ糖不応性
(b)夜間の糖新生の過剰
(c)インスリン抵抗性

高血糖を改善させるためには，摂取カロリー，糖質摂取量の適正化が基本です。その上で次章で述べるような各種の血糖降下薬を使用します。

(a)ブドウ糖不応性には食後血糖値の関わりが大きいと考えます。つまり，起床時血糖値が高いとき，まず食後血糖値上昇の抑制を検討する必要がある，ということです。

(b)の原因はグルカゴン分泌の過剰とされます。薬剤ではインクレチン関連薬とメトホルミンが利用できます。

(c)の主な原因は肥満→異所性脂肪と考えられます。必要な対応は「摂取エネルギー量の適正化」が基本です。薬剤でメトホルミン，チアゾリジン薬も利用できます。

(a)〜(c)について総合的に対応しますが，それでもまだ，起床時血糖値が高ければ「基礎インスリンの真の不足」を考慮します。SU薬や持効型インスリン注射の投与が必要となります*。

> *ブドウ糖不応性を改善するためにSU薬や持効型インスリン注射が必要となることもあり，その場合はブドウ糖不応性が解除されればそれらの薬剤は中止できます。それゆえ，SU薬や持効型インスリン注射の継続した使用が必要のとき，「基礎インスリンの真の不足」があるとするのが正確です。

身体活動増加に応じて間食をとる

ところで，章の最初の項で挙げた2つの操作(①，②)は，身体活動が多い場合について十分には考慮していません。

第5章で述べたように，日常生活の中でNEATはさまざまに生起します。たとえば，食後3時間からたくさん動くこともあるでしょう。その場合，どうなるでしょうか。

SU薬や持効型インスリン注射を使っている人では，適切に間食をとらない

と低血糖が起こりえます。

しかし，低血糖の予防ということだけでなく，身体活動に合わせて間食をとることは，血糖変動を安定させるために非常に有用なのです。

以下に理由を示します。

糖尿病療養において，体脂肪の過剰がなければ，エネルギーの摂取と消費をマッチさせることは基本の原則です。

身体活動の多い日は，その分，摂取エネルギーを増やす必要があります。3回の食事で増やすとすると，(a)夕食を増やす，(b)朝食，昼食を増やす，のどちらかです。(a)はエネルギーの補充を動いた後に行う，ということで，(b)は動く前に行う，ということです。

ところが，どちらでも問題があるのです。

(a)だと，夕食後の血糖値上昇が大きくなります（「運動の後期反応（吸い取り紙現象）」のために，上昇がある程度抑制される期待はあります）。また，SU薬や持効型インスリンを使用している人では昼食前，夕食前に低血糖が起こるリスクがあります。

(b)では，身体活動が食後30分から増えればよいのですが，1時間を過ぎてからだとピークの食後1時間値は高くなってしまいます。

身体活動が食後30分から増えるときは，食事カロリーを増やす方法でもよいことになりそうです。しかし，「たくさん食べて，その後すぐにたくさん動く」ことは胃腸への負担を大きくしてしまいます。

そして，次のような現実的問題もあります。

「身体活動は予想できないことが多い。たとえば，職場に行かないと今日の作業量がわからない。」

つまり，身体活動の増加分のエネルギーを3食で補充することには無理があるのです。それゆえ，間食で対応することが妥当となるのです。身体活動の増加分にマッチするエネルギーを間食で補充するのです。

そして，以上の考察から血糖変動曲線をきれいにするための操作（原則）が1つ追加されることになります。

③身体活動の増加（活動代謝の増加）に応じて間食をとる。

　間食には糖質を多く含むものが適しています。それは，身体活動の増加，つまり活動代謝はブドウ糖中心に消費されると考えられるからです。

　実は(a)について，SU薬や持効型インスリン注射の使用がなければ，速効性血糖降下薬での対応もある程度可能です。間食を摂るかわりに夕食を増やし，αGI，グリニド，インクレチン薬，速効性インスリン注射を使用するのです。

　つまり，「身体活動増加分にマッチするエネルギーを間食で補充する」ことが原則ですが，速効性血糖降下薬を利用することで原則を緩めることができるのです。このことは第8章で扱います。

「脳活動」へもエネルギーを補充する

　脳のブドウ糖消費は脳の活動増加とともに増加します。それに対しても間食が有用です。

　私の場合を申し上げます。外来診療を8時過ぎから昼の短い休憩を入れて15時頃までやるとかなり疲れます。それは，「身体活動」でなくて「脳活動」です。脳の消費エネルギーは「脳活動」が多いとかなり増えるようです。脳の消費エネルギーについても，基礎代謝と活動代謝に分けて考えてもよいように思います。

　私は，夕方に糖質をとる習慣としています。甘いお菓子で80kcalくらい摂取し，疲労感が強いときには量を増やします。

　糖質を摂取すると脳の疲労の回復を実感します。もうひと頑張りしよう，という気分になるのです。

マッチングということ

　「血糖コントロールのしくみ」について考察してきました。

　もう一度，3つの操作（原則）を提示します。

①食後血糖値上昇を一定範囲内に抑える。
②起床時血糖値を目標まで下げる。

③身体活動増加（活動代謝増加）に応じて間食（糖質）をとる。

①は，食事糖質量を一定に制限することがまず重要で，それに加えて「食事糖質と食後身体活動，速効性血糖降下薬をマッチさせる」ということです。③は，「身体活動増加に間食（糖質）をマッチさせる」と表現できます。

「マッチさせる」つまり「マッチング」という用語が2回出てきました。「マッチング」が血糖変動を安定させるために非常に重要なのです。

次々章で「マッチング」について具体的に深めた考察をしていくことになります。

第7章

糖尿病のくすり（血糖降下薬）

1　起床時血糖値を下げるか食後血糖値を下げるか

　前章で述べたように，目標の血糖コントロールを得るためには血糖曲線に次の2つの操作を加えることが必要でした。
　①血糖曲線全体を，起床時血糖値を目印に下方へ平行移動する。
　②1回1回の食後血糖値上昇の幅を一定以内に抑える。
　血糖降下薬は多数あります。通常，薬剤の作用機序（薬の効くしくみ）別で分類されますが，私はそれに加えて「血糖曲線に①，②のどちらの効果をもたらすか」という視点を持つことが，実際に血糖コントロールを行う上で有用と考えます。
　そして，①は「起床時血糖値を下げる」ということを意味し，②は「食後血糖値上昇を抑える」ということになります。現在利用できる血糖降下薬を次のようにグループ分けしてみました。
起床時血糖値を下げる薬剤
　　・持効型インスリン注射
　　・スルホール尿素薬（SU薬）
　　・チアゾリジン薬
　　・ビグアナイド薬（メトホルミンなど）
食後血糖値上昇を抑える薬剤
　　・速効性インスリン注射
　　・αグルコシダーゼ阻害薬（αGI）

・グリニド剤
・インクレチン関連薬
　　DPP-4阻害薬
　　GLP-1アナログ

2　基礎分泌を補充するインスリン注射

持効型インスリン注射

　多くの1型糖尿病では基礎インスリン分泌（以後，基礎分泌）は高度に減少し，ほとんど廃絶に近くなります。2型糖尿病でも多くの場合，罹病年数とともにインスリン分泌不全は進行して，廃絶には到らなくても基礎分泌はさまざまに減少します。減少した分についてSU薬で復活できなければ，インスリン注射で補充が必要となります。

　基礎分泌のイメージは，「一本線」が基本でその上に早朝に分泌増加します。

　それを実現するには持続注入ポンプが優れていますが，高い療養意欲が要求されコストの問題もあるので，対象は限定されます。

　通常はペン型注射器で一日1～2回，持効型インスリンを注射することになります。

　持効型インスリン注射の代表はグラルギンですが，いったん皮下に沈殿した後ゆっくり吸収される（徐放される）しくみで「一定濃度で効力が持続する」という条件が解決されています。

　持効型インスリンが登場する以前は，中間型インスリンが基礎分泌補充のために利用されていました。持効型インスリンは中間型インスリンに比べると格段に優れています。

　中間型インスリンの効果曲線はなだらかな山形であって4～5時間でピークに至った後，効果は漸減し，せいぜい10時間程度で消失してしまいます。就寝時に注射すると，夜間にピークがきて早朝には効力は大きく減退しています。ところがその早朝に基礎分泌需要のピークがあるのです。2型ではともかく1

型糖尿病では暁現象も加わって起床時に血糖値がぐいっと上がってしまうことが多くありました。先日入院された患者さんでは血糖値は21時147，3時113，7時265でした。もし高い起床時血糖値を下げようと中間型インスリンの量を増やすと，夜間に低血糖が起こってしまうのです。

　持効型インスリンの登場によって，その問題はだいぶ解決されました。

　1型でも2型でも，「基礎分泌の不足があれば必要量をきちんと補充する」ことは現在では常識です。

　それは経験的に得られたことと考えます。というのは一昔前，1型糖尿病のインスリン療法の標準は速効性3回＋中間型1回（いわゆるRRRN）だったのです。しかし，これでは血糖の変動がすごく大きいお粗末なコントロールしかできない患者さんが多かったのです。それらの患者さんに就寝時に加え朝にもNを注射する，あるいは朝のRを50Rに変更すると，けっこうコントロールがよくなることが経験されました。朝昼夕，速効性インスリンだけだと「つなぎ」がゆるく，日中の基礎インスリンの供給が安定しないのです。もちろんその後登場した超速効性インスリンでは「つなぎ」がさらにゆるくなるので，基礎インスリンを補充するための中間型インスリンの2回注射は必須でした。

　経験から基礎分泌をきちんと補充することの重要性を学習しました。しかし使える道具は中間型インスリンしかない。そういう状況の中で持効型インスリン注射は登場しました。待ち望んだ薬剤であって現在では基礎分泌の補充に持効型インスリン注射を使うことが標準になっています。

　持効型インスリン注射によって，基礎分泌が補充され血糖曲線は下方に平行移動する，と理解できます。

　補充されるインスリンは基礎分泌だけですので，食後血糖値上昇の幅を小さくすることは一次的には期待できません。ブドウ糖不応性軽減による二次的効果については残存するインスリン量にも依りますが，多くの場合，限定したものと推定します。

　効果判定を起床時血糖値で行いますが，「血糖変動曲線の最下点」を意識することが必要です。インスリン分泌不全の重度の人では暁現象によって「最下点」は起床時よりも数時間前にあって，起床時と「最下点」の血糖値の差が，

中間型インスリンほどではないにしても大きくて、無視できない場合があることを考慮する必要もあります。

「持効型」だけで十分な例もある

　日本人では欧米人に比べ膵β細胞が弱い、つまりインスリンを合成、分泌する力が弱いといわれます。2型糖尿病では追加分泌→基礎分泌の順に減少し、食後血糖値上昇から始まる場合が多いと考えられます。

　一方、欧米人の2型糖尿病では、肥満の程度が日本人に比べ段違いに大きいことから納得できるように、インスリン分泌低下よりもインスリン抵抗性が重視されます。

　起床時血糖値の上昇が目立つ一方、食後血糖値の上昇は、追加分泌が容易には落ちないためなのか、日本人の2型糖尿病に比べ小さいのかもしれません（食事で摂取される糖質のカロリー比率が小さいこともあるのでしょうか）。

　それゆえ欧米人の2型糖尿病では、ビグアナイドやSU薬で血糖コントロール不充分の場合、持効型インスリンを1回注射するだけでわりと良好な効果を得られることも多いのかもしれません。しかし日本の2型糖尿病では、多くの場合、まず追加分泌を補充して食後血糖値を抑える、という戦略が妥当になる印象です。

　もちろん、日本人の2型糖尿病でも起床時血糖値がけっこう高いのに食後血糖値上昇の幅は小さい患者さんもあります。そういった患者さんの中には、肥満を伴っていて欧米の2型に近い印象の人もいますが、やせていてインスリン分泌が低下している人もいます。後者の患者さんでは食後血糖値上昇に対するインスリン感受性が非常に亢進していて、少ないインスリンでやりくりする能力を獲得しているのでしょう。

　欧米型でもやりくり型でも、持効型インスリンだけ、あるいはそれに糖質制限やαGI、DPP-4阻害薬を併用することでまあまあの血糖コントロールの改善を得られる患者さんもいるわけです。

中間型インスリンと混合型インスリン

　中間型と混合型インスリン注射は，起床時血糖値を下げる薬剤，食後血糖値上昇を抑える薬剤のどちらのグループにも入れませんでした。その理由を説明します。

　まず中間型インスリンについては，持効型インスリン注射の登場によって，基礎インスリンを補充する薬剤としての役割は小さくなりました。

　一方，混合型インスリンは現在も広く利用されています。

　代表的な使用法は，SU薬や速効性インスリン3回注射にて血糖コントロール不充分で起床時血糖値の上昇している2型糖尿病の患者さんを対象とした，混合型インスリンの一日3回注射法，あるいは朝夕（超）速効性で夕方に混合型を注射する方法です。夕食時に混合型を注射することで共通しています。

　夕食時の混合型注射にはどのような意味があるのでしょうか。

　速効性成分は夕食後の血糖値上昇抑制に役立ちます。そして中間型成分に夜間の基礎インスリンの補充を期待するのでしょう。しかし，有用性は限定されたものと考えられます。

　先にも述べたように中間型インスリンの効果曲線は山形で持続時間はせいぜい10時間であるので，夜中のかなり早い時間に効果は減弱してしまうのです。その後は，自前のインスリン分泌で基礎インスリンをまかなうことになります。それゆえ，インスリン分泌不全が高度である患者さんでは適応がないことになります。

　実際の条件は次のようでしょう。

　夕食後3〜4時間に就寝するとして，就寝時および起床時血糖値がともに130〜150にできること。

　それ以上に下げると夜間に低血糖を発症するリスクがあります。注意すべきは上の場合でも，中間型インスリンのピークは就寝後に来るわけですから，就寝後数時間の血糖値が100を下回るリスクもあることです。就寝時，起床時よりも夜間の血糖値が低くなる状況は気持ちのよいものではありません。

　もう1つ問題があります。

　体調が悪く食事摂取量が減るとき（シックデイ）はどのように対応するので

しょうか。

　食事摂取量が減る分，追加インスリンの補充を減らす必要があります。しかし，ストレスで基礎インスリン補充の必要量は増加することが多くあります。なかなか調整に苦慮することになると推定されます。

　要するに混合型インスリンの夕食時投与は，基礎インスリンと追加インスリンを別々に補充する方法がベストであるけれど，夜間〜早朝の血糖値をまあまあにコントロールできれば注射回数が1回少なくてすむ，という利点があるということです。しかし，起床時血糖値130〜150を目標では十分に良好な血糖コントロールは期待できません。セカンドベストの方法であると考えます。

3　スルホニル尿素剤（SU薬）

SU薬には速効性はない

　SU薬にはインスリンの効きをよくする作用も期待されますが，主な作用は膵β細胞を刺激してインスリンの分泌を促進することです。

　インスリンの分泌を促進しますがインスリンを製造（合成）する能力を高めはしません。「つくられ貯まったインスリンの放出を促す」ということです。膵β細胞が破壊され数が減っていく1型糖尿病ではもちろんSU薬は効きませんし，2型糖尿病でも血糖コントロール不良期間が長いと膵β細胞量の減少が進行するため，SU薬の効果はまったく小さくなっていきます。

　SU薬で得られるインスリン分泌には速効性はまったくありません。「ゆっくり効き始め，半日程度ピークを維持した後ゆっくり効力は低下する」というイメージを持てばよいでしょう。連日投与すれば血液中インスリン濃度の概ね安定した一定の増加が期待されます。それはもちろん追加分泌ではなく基礎分泌の増加というべきものです。一日を通して同じように効力を発揮するのだから「常に一定量だけ血糖値を下げる」と理解できます。血糖曲線を下方へ平行移動させることになります。増えるインスリンが自前のもの，外からのもの，という違いはありますが，SU薬が血糖曲線に与える効果は持効型インスリン

と同じということになります。そして，食後血糖値上昇を抑える（正確には上昇の幅を小さくする）はたらきは一次的にはない，ということです。

効果判定は持効型インスリンと同様，起床時血糖値で行うのが妥当です。起床時血糖値が目標に近づいた分，SU薬は「有効」と判定されます（SU薬有効と血糖コントロール良好は異なる概念です）。

投与は通常，朝食時に行います。効力は一日継続するとしても半日たてば漸減するので，起床時血糖値下降が不十分であれば夕あるいは就寝時に追加投与を行います。

SU薬は一次的には食後血糖値上昇を抑制しませんし，多くの日本人2型糖尿病では起床時血糖値よりも食後血糖値上昇の幅が大きくなるのが通常です。それゆえ，SU薬が有効であっても，単独投与で血糖コントロール良好になることはあまり期待できません。糖質摂取を減らす，食後の運動を励行する，αGIやDPP-4阻害薬，速効性インスリン注射を併用することが必要となります。

文献から特徴的な症例の概要を紹介します（治療92巻4号，pp.569-576，2010年）。

症例：74歳女性

① SU薬内服にてA1c 6.7％。ただし外来受診での血糖値（朝食後1～2時間）は300に上昇している。
② CGM（血糖連続測定）を行ったところ起床時120くらいだが，朝食後ずっと高く昼食前も200，その後降下して夕食前に100程度に低下，そして夕食後200超に上昇したが，夜間低下し2～6時は70程度になった。
③ DPP-4阻害薬を併用したところ，朝食後の過血糖，夜間の血糖低値ともに大きく改善，起床時血糖値は130に上昇した。

SU薬は食後血糖値上昇に対してはまったく無力です。そして，抑制されない高血糖の力が加わることで遅れて過大なインスリン分泌が引き起こされ，不適切な血糖降下を引き起こしたようです。しかし，それはDPP-4阻害薬で食後血糖値を抑制することで改善したと考えられます。

つまり，SU 薬は起床時血糖値を目印に投与しますが，並行して確実に食後血糖値の抑制を行う必要がある，ということです。

SU 薬投与の条件

SU 薬投与の条件としては，A1c の値が高いだけではだめです。起床時血糖値の上昇を確認する必要があります。

もう 1 つ要件があります。「血糖曲線を下方へ平行移動する」ということは，表現を変えると「血糖値の高い低いに関係なく常に同じ分だけ血糖値を下げる」ということです。「高いところをたくさん下げて低いところはあまり下げない」ではないのです。たとえば起床時血糖値が 150 でも朝食のカロリーが少ない人や朝食後〜昼までの身体活動が多い人では，血糖降下剤を使わなくても昼食前の血糖値が 100 程度に下がることもあります。そのような患者さんに SU 薬を投与したらどうなるでしょうか。起床時血糖値は下がっても昼食前の時間帯に低血糖が起こる，と考えるべきでしょう。

そうすると，SU 薬投与の条件は次のようになります。
① 起床時血糖値が上昇している。
② 間食を含めて食事糖質量と身体活動によるエネルギー消費がマッチしている。

SU 薬はけっこう気楽に投与されてきた印象があります。「一回飲んだら一日中効いて血糖コントロールを良くしてくれる」と思っている患者さんも多いのではないでしょうか。

血糖コントロールはけっこう複雑で厄介なものです。もっとも，血糖コントロールの指標として「血糖値そのもの」でなくて A1c だけを重視する立場に立ってしまえばたいして複雑ではなく，SU 薬についても安易な理解が容認されることになるのでしょう。

自前のインスリンを増やすことの意義

前々項で「増えるインスリンが自前のものか，外からのものか，という違いはあっても SU 薬が血糖曲線に与える効果は持効型インスリンと同じ」と記し

ました。

　この「自前のもの，外からのもの」は，実はけっして小さな問題ではないのかもしれません。

　食事で摂取された炭水化物はブドウ糖など単糖に分解されてから小腸に吸収され，門脈を経由して肝臓に向かいます。同時に膵β細胞からインスリンが分泌され，同様に門脈を経由して肝臓に向かいます。門脈内は高血糖，高インスリンとなりブドウ糖の多くはいったん肝臓に取り込まれます。肝臓にはブドウ糖をプールする役割があります。肝臓に取り込まれたブドウ糖はグリコーゲンやトリグリセリドに合成されるものもありますし，全身の需要に応じて適宜，放出されるものもあります。肝臓に向かったインスリンのうち肝臓ではたらいたものは分解され（50％程度），残ったものが全身へ向かいます。

　SU薬で増えるインスリンは自前のものですから門脈内高値を実現します。しかし，インスリン注射により外部から投与されたインスリンは，皮下から吸収した後，心臓を経由して肝臓に向かうのです。その場合，全身の臓器は高インスリンとなる一方，門脈内はそれほど高インスリンではなくなるのです。

　インスリン注射では正常と同じ体内のインスリンの分布を再現できないのです。このことがどれだけ問題があるのかは，まだはっきりしないようです。

SU薬に膵β細胞毒性はあるか

　SU薬は膵β細胞を持続的に分泌刺激しますが，2型糖尿病の膵β細胞は元々弱っているため，まさに「やせ馬をムチでたたく」というイメージがありました。膵β細胞を疲弊させ，さらには非可逆的なダメージを与えるのではないかと考えられてきました。

　しかし最近の知見では「疲弊」までで，それ以上のダメージ，つまり膵β細胞のインスリン合成能を障害してアポトーシスに至らすこと，はないようです。

　「疲弊」は非可逆的ではありません。SU薬を休薬してインスリン療法を行うことで膵β細胞を休ませると，分泌機能が復活して再度SU薬が効くことも期待できるのです。

　SU薬がタッチするのはインスリンの「分泌」だけであって，インスリンの

「合成」にはタッチしない，つまり合成を促進しないのです。そして，膵 β 細胞に非可逆的な傷害を引き起こすのは合成を刺激する「高血糖」なのです（「ブドウ糖毒性」と呼びます）。

このことの意義は大きいと考えます。SU 薬の使用に躊躇は不要なのです。真に有害である「高血糖」をより十分に改善させるために必要な時期に投与開始し必要にて増量を行うべき，ということになります。もちろん，SU 薬投与にて血糖コントロール不十分であればインスリン療法導入を躊躇すべきでありません。

4　チアゾリジンとビグアナイド

チアゾリジン薬

チアゾリジン薬はインスリン抵抗性改善薬として知られます。

チアゾリジン薬の作用については第 4 章の「脂肪細胞のサイズと脂肪組織の容量」の項で述べました。

ここでは分子医学的しくみを追加します。

チアゾリジン薬の作用部位は細胞核内にある遺伝子の転写を制御するPPARγ という受容体であって，受容体を介した作用を高めます。PPARγ は脂肪細胞に多く発現していて，刺激されると肥大化した脂肪細胞は分裂して小型化します。脂肪細胞のサイズとアディポネクチンの合成には逆の関係があるので，脂肪細胞の小型化によってアディポネクチンの分泌は増加することになります。

第 4 章で見たようにアディポネクチンは主に骨格筋において脂肪の燃焼を促進させ，それによってインスリン抵抗性が改善すると考えられています。

しかし，東大グループの以下の報告があります（糖尿病 51 巻 11 号，pp. 949-959，2008 年）。

「マウスを高脂肪食下で飼育すると体脂肪が増えるが，遺伝子操作で PPARγ のはたらきを弱めるとその体脂肪増加が抑制される。PPARγ は脂肪細胞がト

リグリセリドを貯蔵するのを媒介する「倹約遺伝子」と考えられる。」

　つまり，チアゾリジン薬の投与によって脂肪細胞が小型化しても，摂取エネルギーの過剰があれば小型化して数が増えた脂肪細胞がそれぞれ大型化する可能性もあるのです。

　たしかにチアゾリジン薬の投与にて体重増加はしばしば認められます。そして体重増加の程度が大きいと血糖コントロールはいったん改善しても再度悪化するおそれが強いのです。チアゾリジン薬を使用する場合には体重管理が必須の要件で，それは「エネルギー摂取量を標準並みに抑える」ことなのですが，肥満の人ではまったく容易ではありません。

　しかし，その「脂肪細胞の肥大化」によるインスリン抵抗性改善の機序も推定されています。

　第4章でも説明したように，脂肪細胞の肥大化は脂肪組織のトリグリセリド貯蔵の容量の増加を意味しますが，それによってインスリン抵抗性を増強させる真の悪玉脂肪であると考えられている異所性脂肪が吸収されるのです。

　チアゾリジン薬によるインスリン抵抗性改善には2つの機序が考えられることになります。

　①脂肪細胞を小型化させアディポネクチンの分泌を増加させる。
　②脂肪組織の容積を増やして異所性脂肪を減らす。

　チアゾリジン薬は第4章で述べた「脂肪細胞の病理」の解決を図る薬剤，と説明できそうです。

　「かくれ肥満」といわれる人がいます。内臓脂肪はまあまあ多いけれど皮下脂肪は少なく外観は肥満があるようには見えない人です。その体型の人では皮下脂肪の容量が小さいために内臓脂肪とともに異所性脂肪も多いと推定されます。そのような人においてチアゾリジン薬は使いやすいとも考えられます。

ビグアナイド薬

　ビグアナイド薬は古くからあった薬でメトホルミン，ブホルミン，フェンホルミンがあります。しかし，フェンホルミンに乳酸アシドーシス*の副作用があることが判明したため，ビグアナイド薬は1970年代に多くの国で販売中止

となりました。

その後，ビグアナイド薬の作用機序の研究が進み再評価され，メトホルミンについては UKPDS（第2章参照）で有用性が証明され，広く使用されるようになりました。

主な作用は肝臓における糖新生の抑制であって，それに加えて，骨格筋細胞などでブドウ糖の取り込みと脂肪酸の燃焼を促進する作用があると考えられています。

また，ビグアナイドには食欲抑制効果があるためチアゾリジン薬とは異なり体重が増えにくいという利点があります。そして，チアゾリジン薬と同様，インスリン分泌を増やさないので低血糖は起こりにくい特徴を持っています。

使いやすい薬剤であって DPP-4 阻害薬とともに糖尿病治療の開始薬として位置づけられていく方向にあります。

乳酸アシドーシスについては，腎不全や心不全がなければ問題は小さいとの評価になっています（造影剤使用の際には要注意とされます）。ただし副作用として胃腸障害の頻度はけっこう高く問題にはなります。

チアゾリジン薬とビグアナイド薬はともに，インスリン分泌を増やすことなく血糖値を下げる薬です。そして，食後血糖値を積極的に下げる薬剤ではなく，血糖変動曲線に与える効果は「下方に平行移動」としてよいと考えます。

> ＊乳酸アシドーシス：体内に乳酸が過剰に貯まった状態です。乳酸は酸であるので血液は酸性化します（つまりアシドーシス）。多くは，酸素の供給が不足する状況で嫌気解糖の亢進により発生しますが，ビグアナイド薬の場合は乳酸からの糖新生が阻害されることによります。

5　食後血糖値を抑える薬

グリニドと α グルコシダーゼ阻害薬（αGI）

2型糖尿病の境界域～初期の段階では多くの場合，起床時血糖値の上昇は小

さくても食後血糖値の上昇は大きくなっています。その原因は追加インスリン分泌の遅れにあります。インスリン分泌の総量の低下はまだ，それほど大きくありません。

　グリニドとαGIは互いに反対の方法でこの「分泌の遅れ」を解決します。

　「分泌の遅れ」によって食事摂取後，門脈内のブドウ糖が増加する速度とインスリンが増加する速度のミスマッチが起こっています。このミスマッチを解消すれば食後血糖値上昇のピークは抑制される理屈であって，方法は2つあります。①追加インスリン分泌の遅れを正す，つまり分泌速度を元どおりにさせる，②門脈内のブドウ糖が増加する速度を遅くさせる，です。そしてグリニドは前者の作用を，αGIは後者の作用を持つわけです。

　グリニドは投与後すぐに効き始めインスリン分泌を増やしますが，作用時間は短くほんの一時間ほどであって，また，追加分泌の「ピーク」を上げるほどの効力を持ちません。つまり追加分泌の「遅れ」を正してピークを元の位置に戻すことはできても，低下したピークを元のレベルまで戻すことはできないようです。

　追加分泌の「ピーク」の低下がなく「遅れ」だけがある人では，「遅れ」が解消すれば食後血糖値上昇は正常に復し，追加分泌の「延長」も「過大反応」も起きません。グリニド投与によって正常の追加インスリン分泌が復活することになります。

　食後，門脈血中に増加するブドウ糖を処理するだけの十分量のインスリンを準備してはいるのだけど「出し渋っている，あるいは，速やかには出せないでいる」膵β細胞の背中をぽんと押してやるような薬というイメージを持っていいでしょう。

　αGIは消化管で糖質の分解を遅らせることによって血液中のブドウ糖が増加する速度を遅くします。遅れる追加分泌に合うようにブドウ糖の増加速度を遅くすることにして，「ミスマッチ」を改善させるのです。αGIは食物の消化吸収に作用するため，放屁が増えるとか下痢をするという副作用を有します。なかには便秘が改善して良かったという人もいますが副作用のために使用できない患者さんも多くあります。

グリニドの適応となる患者さんは，追加分泌の「遅延」はあるもののインスリン分泌の総量の低下がないか，あっても小さいことが条件となります。
　一方αGIは，インスリン分泌総量の低下があってもそれなりの効果を発揮します。
　分泌総量の低下をSU薬で補充し，αGIを併用する方法は以前はスタンダードでした（現在ではDPP-4阻害薬を併用する方法が主流となっています）。

速効性インスリンと超速効性インスリン

　速効性インスリン注射薬（R製剤）は，遺伝子組み換え技術によって大腸菌が製造しますが，分子構造（アミノ酸配列）はヒトインスリン，つまり，人間の膵β細胞で製造されるものとまったく同じです。
　ただ，これらは溶液中で六分子が集合した形態をとり，皮下注射してもばらばらになって吸収されるのに時間を要します。つまり，速やかに効かないわけです。食後血糖値はかなり急に上昇し，健常人では追加インスリンがスパイク状に分泌されますが，速効性インスリンはとてもその代わりを務めることができない。そこで，開発されたのがアナログ製剤である超速効性インスリンです。
　「アナログ」とは時計の針のことではなく「類似物」という意味です。ヒトインスリンの類似物ということです。ヒトインスリンを構成しているアミノ酸を1～2個変えることによって分子構造を変化させ，六分子で集合できないようにしたのです。皮下注射した後，従来の速効性インスリンに比べ格段に速やかに吸収されます。
　多くの患者さんで，R製剤よりも超速効性製剤が使われるようになりました。そして食後血糖値をより抑制できるようになりました。しかし個人差があって，R製剤のほうがマッチすることもあります。
　食事の中の糖質と脂肪の比率も関係します。三大栄養素の中で血糖値を上げるのは糖質であって脂肪は血糖上昇速度を緩やかにさせます。食事中の糖質のカロリー比率が低い場合にはR製剤のほうが適することもあるのです。

インクレチン関連薬

インクレチンのはたらきを利用した薬剤が開発され，ホットな話題となっています．

第1章で述べたように，血糖変動にはインスリンとグルカゴンに加えてインクレチンが大きく関わっています．

2型糖尿病ではインスリン分泌低下とグルカゴン分泌抑制の不調の両方が起こることが基本の病態であるので，インクレチンのはたらきを高めることは治療上，有用と考えられます．

そして，2型糖尿病では，初期の段階から膵β細胞量の進行性の低下が始まっていると考えられていますが，インクレチンには膵β細胞を保護（アポトーシスを抑制，増殖を促進）する作用もあると考えられています．

また，インクレチンには GLP-1 と GIP がありますが，GLP-1 には食欲抑制の作用があります．

糖尿病薬としてインクレチンの利用を目指した多くの研究者の長年の努力はついに結実しました．

① DPP-4 阻害薬

DPP-4 はインクレチンを分解する酵素です．DPP-4 の作用を弱めればインクレチンは長持ちして作用は増強することになります．

② GLP-1 アナログ

GLP-1 の構造を少し変化させて，GLP-1 と同じ作用を持つけれど DPP-4 で分解されない，という人工合成物です．

インクレチン関連薬の効果の中心は「食後血糖値上昇の抑制」ですが，夜間のグルカゴン分泌過剰が抑制されることで起床時血糖値が下がる効果も期待されます．GLP-1 アナログには「肥満改善薬」としての期待もあります．

内服薬である DPP-4 阻害薬は，発売後（日本では 2009 年 12 月）急速に普及しました．当初の期待を超えた有用性が確認されている印象です．メトホルミンとともに2型糖尿病治療の開始薬として中心的な役割を担う位置付けとなっています．体脂肪が多ければメトホルミンが，食後血糖値上昇が目立てば DPP-4 阻害薬が選択されるのが基本となりそうです．

従来の 2 型糖尿病治療薬の中心であった SU 薬の使用は大きく減少してきています。SU 薬は DPP-4 阻害薬とメトホルミンの両者投与にて起床時血糖値が高い場合に投与される方向と考えます。

　2 型糖尿病の治療では，同様に，速効性インスリン注射の使用も減る傾向にあります。新規導入だけでなくインスリン療法中の患者さんにおいて，注射量の減量，中止が可能となった例が多く経験されています。

6　過食に勝てる血糖降下薬はない

　これまで見たように，現在では多種の有用な血糖降下薬を利用することができます。これらの薬剤は，多くの糖尿病患者さんにおいて目標の血糖コントロールを得るために欠かすことのできないものといえます。しかし，重要なことがあります。それはまさに「過食に勝てる血糖降下薬はない」ということです。

　内服の血糖降下薬にはすべて効力の限界があります。

　インスリン注射は必要に応じて用量を増やすことができます。しかし，インスリンは脂肪合成ホルモンであるゆえ，カロリー摂取過剰を許容してインスリン注射量を増やせば体脂肪の増加を招き，インスリン抵抗性の増強に結果します。インスリン療法導入にて肥満をつくったけど血糖コントロールはたいして改善しなかった，という例はけっして少なくありません。

　2 型糖尿病発症の早期や SU 薬にて十分な血糖コントロールの維持ができなくなったとき，速効性インスリン 3 回注射療法にて血糖コントロールを良好にして，しかもインスリン療法から離脱も期待できるという理屈はあります。しかし，あくまでも「食事療法の励行と適切な身体活動量の維持」があってのことです。

　1 型糖尿病におけるインスリン療法には「欠乏するインスリンを補充する」という絶対的な意味もあります。しかしすべての糖尿病において，良好な血糖コントロールを得るためには「血糖降下薬使用の前提に適切な食事療法がある」ことをきちんと認識する必要があるのです。

第8章
「マッチング」ということ

　第6章で「血糖コントロールのしくみ」と題して，良好な血糖コントロールを維持するために必要な方策を探りました．その結果，「マッチング」が重要であることがわかりました．

　「マッチング」とはつぎの2つのことを意味します．

①3食の糖質摂取と食後身体活動に速効性血糖降下薬（経口薬，インスリン注射）をマッチさせる．
②身体活動が多いとき，活動代謝の増加分に間食（糖質）をマッチさせる．

　本章では「マッチング」について，具体的に考察を深めていきます．

1　「マッチング」は軽視されている

薬物療法偏重の現実

　糖尿病診療，療養について書かれた本は少なくありませんが，ほとんど例外なく食事療法，運動療法，薬物療法とそれぞれ別の項で扱っています．

　これは不可解なことと考えます．療養の現場においては食事，運動（身体活動），血糖降下薬は互いに独立したものではなく同時進行のものだからです．それぞれを別個に論じる必要もあるでしょうが，総合的に論じることが絶対に必要です．それが「マッチング」ということです．

　また，現在の糖尿病診療では薬物療法への関心が突出して高いようです．薬物療法について熱く議論されるとき，食事療法については「理想的に遵守され

ている」という前提的合意があるようです。運動をするときの薬の調整や間食摂取についてはほとんど説明がありません。そして，そもそも「運動」だけでなく「日常の身体活動（NEATと呼ぶのでした）」も血糖変動に大きく影響を与えるのです。

　薬物療法をあまりに中心におく議論は「患者さん不在」であるとしてよいでしょう。

　患者さんはそれぞれの日常生活の中では「3回の食事をカロリー均等に定時にとって食後同じように運動する」ということをやれるはずがないのです。規則正しい療養生活を意図しても，日常生活，社会生活のさまざまな都合から不規則にならざるを得ないことが多いのです。就労者では休日と労働日とで身体活動の状況は異なり，食事時間にも影響します。仕事の内容や作業量が日毎で異なることもめずらしいことではありません。交代勤務や夜勤の人では状況はさらに複雑となります。

　解決すべきは，「不規則になりやすい日常生活と血糖コントロールを両立させるために，どのように間食を含めた食事摂取と血糖降下薬の調整を行うか」ということです。

入院中には「マッチング」があるとはいえない

　糖尿病で教育入院すると，きちんとカロリー計算され三大栄養素の比率が固定された食事が，3食のカロリーほぼ均等に7時，12時，18時という理想的？な時間に提供されます。身体活動についても一日の歩数やウォーキングを行う時間，強度を一定に決められます。

　つまり，たとえばインスリン注射を行っている患者さんでは，食事，運動（身体活動）を定型的に固定した条件下でインスリン注射量の調整を行っているに過ぎないことになります。

　しかし退院すると状況はまるで違ってきます。入院中には「マッチング」があるとはいえず，患者さんは退院と同時に嫌でも「マッチング」を実践せざるをえない状況に放り出されるのです。

　インスリン療法を行っている患者さんでは入院中に行われる療養指導は次の

2ステップからなります。
　①食事，身体活動の「定型的条件下」において必要なインスリンメニューを決定する。
　②「定型的条件下」で得られたインスリンメニューを基にして，患者さんの日常生活にマッチしたテーラーメードのメニューを作成する。

　①と並行して入院の早期から②を開始します。「マッチング」の理屈を説明するとともに患者さんの日常生活について必要な情報収集を充分に行います。「テーラーメードのメニュー」作成が糖尿病教育入院での作業の中心です。この作業が不充分だと，退院とともに血糖コントロールはあっさり破綻してしまいます。

　血糖コントロールを良好に維持することが目標ですが，「QOLを損なわない」ことが条件であることはいうまでもありません。そして血糖コントロールとQOLの両立を可能にするのが「マッチング」の技術であると考えます。

「マッチング」，いうは簡単であるが

　もっとも「マッチング」は，いうは簡単だが実践は容易ではありません。
　糖尿病患者さんの日常生活の中で実際によくある状況を挙げてみます。以下の事例はふつうのことといってよいのですが，糖尿病の人にとってはそのふつうのことが許容されがたいのです。

①主婦。午前中家事労働でけっこう忙しい。つい朝食は少なめになる。昼食後はわりと時間があってゆっくりしている。夕方，買い物に行く前にお菓子や果物を食べるのが楽しみである。
②肉体労働に従事している。朝食はとるが腹いっぱいでは仕事がしにくい。仕事が終わった後でたくさん食べることになる。つまり夕食の量が多い。
③帰宅が遅く食事の時間が9時から10時になることが多い。お腹がすいているのでついたくさん食べてしまう。就寝までの時間は短い。朝はお腹がすいていないので軽く食べる。朝食を抜くこともある。
④営業の仕事。車であちこち走り回っている。取引先のアポの都合もあって昼

食の時間は一定しない。午後3時頃になることも多い。
⑤工場に勤務。労働量はまあ一定していて休憩時間も決まっている。しかし疲れるので休日は家でごろごろしていることが多い。食事はふつうに食べる。家族サービスで外食に行くことも多い。
⑥毎日朝食後，1時間で6kmのウォーキングを行っている。天気の悪い日には行わない。来客があって行わない日もある。

　事例①について考えてみます。
　薬物療法の有無，また使っている薬剤の種類によって異なってきますが，薬物療法を受けていない場合では午前中の血糖値は低く昼食後の血糖値は高くなります。おやつを食べればますます血糖値は上がります。買い物を徒歩か自転車で行けばよいのですが，車で行けば夕食前の血糖値は高いままでしょう。その状態で夕食を食べれば血糖値はさらに高くなります。SU薬を内服している患者さんでは，前章で説明したようにSU薬は血糖値の高い低いに関係なく同じ分だけ血糖値を下げるので，昼食前の時間帯に低血糖が起こるリスクがあります。
　事例②〜⑥についても血糖変動がどのようになるか，ひとつひとつ検討してみてください。

2　食事糖質と身体活動のマッチング

食事と食後身体活動のマッチング

　まずは基本の話から始めます。
　以下は，初めて糖尿病と診断されたけれど，あえては薬物療法の必要がない患者さんを対象に説明している内容です。
　最初に血糖コントロールの目標値を説明し，次に適当量の身体活動の維持と摂取カロリーの適正化による「体重コントロール」の重要性について説明します。その上で「マッチング」の説明に入っていきます。

食事をとると，食事に含まれる糖質は，ブドウ糖を中心とした単糖に消化分解されて小腸から吸収され門脈に入ります。糖質は食事カロリーの60％程度を占めるので，流入するブドウ糖の量は多量といってよいものですが，健常人ではそれにマッチして膵臓から十分量のインスリンが速やかに分泌される結果，ブドウ糖はせっせと肝臓や骨格筋に取り込まれます。血液中のブドウ糖濃度，つまり血糖値は少し上昇（せいぜい30〜50）してもとのレベルに戻ります。

　糖尿病の人ではインスリン分泌が低下するため，食後の血糖値は大きく上昇してしまいます。血糖値上昇の程度は摂取した糖質の量に比例するとしてよいでしょう。糖質は私たちの食事の中心をなす栄養素ですが血糖値を上げる原因であるので，摂取過剰に注意することは糖尿病療養の基本となります。

　一方，動くと骨格筋はインスリンのはたらきなしでブドウ糖を取り込むので，食後血糖値の上昇はその分，抑制されることになります。

　つまり，食後血糖値に「食べる，動く」のバランスが大きく関わっているのです。

　この場合「動く」とは「運動をする，スポーツをする」ということに限定されるのではなく，日常生活の身体活動すべてが含まれます。ベッド上にじっと安静にしているときのエネルギー消費は基礎代謝に近いのですが，なんらかの身体活動をする限り追加のエネルギー消費が発生します。

　私たちは通常，一日3回食事をとります。1回1回の食事に食後の身体活動が対応します。

　食事カロリーと食後身体活動のバランスの3つのパターンを挙げてみます（一日の摂取総カロリーは適正で，身体活動も基本量が維持されていることを前提とします。そして，食事中の糖質の量をカロリー比率で日本人の平均である約60％ということにしておきます）。

　①3食のカロリーは均等。3回の食後の身体活動も等しい。
　②食事カロリーは朝，昼は等しく夕が多い。3回の食後身体活動は等しい。
　③3食のカロリーは均等。身体活動は朝食後，昼食後は等しく多く，夕食後は少ない。

　糖尿病の人では①〜③のとき血糖変動はそれぞれどうなるでしょうか（図6）。

①では3回の食後血糖値上昇は同じ程度になります。

②では朝食後と昼食後の血糖値上昇は同程度ですが，夕食後の血糖値上昇は大きくなります。

③の血糖変動のパターンは②と同じようになります。

糖尿病でない人では追加インスリンが必要な分だけ分泌されるので，②と③の生活習慣でも血糖変動は概ね①の場合と同じきれいな形になるのです。しかし糖尿病の人では追加インスリン分泌が限定されているので，「食事カロリーと身体活動のマッチング」を考えざるをえないのです。

①は問題ないですが，②，③ではどうしたらよいでしょうか。③の場合，食事カロリーと身体活動をマッチさせるために，朝食と昼食のカロリーを増やし，夕食を減らすべきでしょうか。

しかし，それは適切とはいえません。血糖値は食後すぐに大きく上昇し始めますが，たくさん食べてすぐたくさん動くことは胃腸のはたらきを考えるとけっこうしんどいのです*。

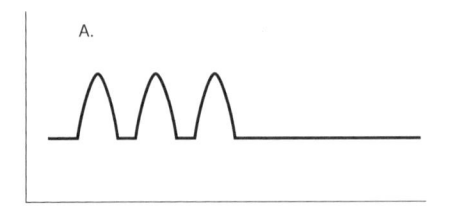

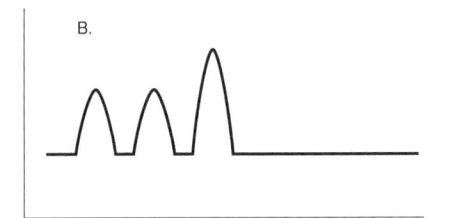

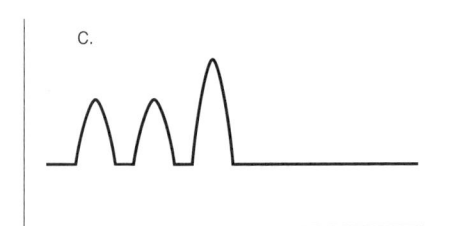

図6　血糖変動は食事糖質量と食後身体活動量のバランスで決定される。

＊この項で述べたことは血糖変動が「食べる，動く，のバランス」に大きく関わることを患者さんに理解してもらうための単純化したイメージです。実際には拮抗ホルモンなどの関わりがあってもっと複雑です。

間食の重要性

身体活動が多いときには間食でカロリーの補充を行います。

〈例〉

肉体労働に従事，休日はふつうの生活。必要カロリーを，休日は標準体重（kg）×30 kcal，労働日は標準体重（kg）×40 kcal と暫定する。

労働は朝〜夕なので，3食のカロリーを増やすことで対応すると，夕食は休日と同じで朝食と昼食をそれぞれ50％増やす計算になります。そうすれば朝食〜昼食前，昼食〜夕食前までの食事カロリーと身体活動がマッチするので，食後上昇した血糖値は昼前，夕前には元に復すことになります。

しかし，食後血糖値のピークについて問題があります。

食後血糖値のピークは食後1時間と考えられます。そのため食後1時間から労働を3〜4時間継続するのであれば，食後1時間値はいったん大きく上がって，それから下がってくることになります。食後まもなくから1〜2時間だけ猛烈に労働するのであれば話は別ですが，それは身体の生理からいって無理な話となります。大量の食物の消化吸収と筋肉労働を同時に行うことは身体に大きな負担をかけます。

この不具合は「間食の摂取」で解決されます。3食のカロリーは均等にしておいて，身体活動の多い時間帯に間食でカロリーを補充するのです。そうすれば食後血糖値のピークは身体活動の少ない日より大きくなることはなく，一度にたくさん食べるという負担も回避できます。

基本の身体活動の日

エネルギーの供給を，基礎代謝と活動代謝に分けることが必要です。

ただし，通常の日常生活を送っている人では活動代謝が「ゼロ」ということはありません。「多い日，少ない日がある」というように捉えることができます。

それゆえ，身体活動の少ない日を「基本の身体活動の日」として設定し，それよりも身体活動が増加するとき，「活動代謝の増加」と捉え，間食でエネルギーの補給を行うというのが妥当と考えます。

「基本の身体活動の日」とは，筋肉労働などを行わない日です。就労者では休日で特別な用事のない日です。食事，トイレ，入浴，基本の家事や片付け，散歩や楽しみ半分の買い物，あとはテレビや読書，パソコンをいじって過ごすような生活です。

労働日を基本とするのではないことに注意してください。あくまで身体活動の少ない日を基本とするのです。

「基本の身体活動」に必要なエネルギーを3食でまかない，「活動代謝の増加」を間食で補うという形になります。

理想を追求すると，3食を均等に7時，12時，18時ころに等分に分配することになります。そして，「活動代謝の増加分」にマッチさせて間食をとることになります。

間食の摂取は食後3時間くらいが良いでしょう。その時間に，食後の身体活動を振り返って必要な間食をとる。そして，食後3時間以降に身体活動が増えるときは，身体活動の増加に遅れをとらないように間食をとる。たくさん動いた後にとるのでは遅いのです。夕食前に運動をするときは開始前に間食をとります。

3食は糖質制限，間食は糖質リッチ

食事糖質量が食後血糖値を決める大きな要因です。

食事の後，すぐにたくさん身体活動することはありません。それゆえ，3食については糖質の制限が妥当となります。

一方，間食は，活動代謝の増加分のエネルギーを補充するのですから，糖質リッチ（糖質を豊富に含む）の食物が適することになります。

低糖症状の改善でなく予防が目標ですから，補充は速やかである必要はありません。ブドウ糖でなくてでんぷんが主体である食品で良いのです。

間食をとると血糖値が高くならないか

間食は血糖コントロールを乱すもとと考える人も多いでしょう。しかし，それは間食のカロリーが身体活動を大きく上回った場合です。

体重60kgの人がブドウ糖10g摂取してじっとしているとき，追加インスリン分泌がまったくないと仮定すると，30〜60分後の血糖値上昇は60程度と計算されます。

そうすると，糖質30gを含む間食をとると，じっとしていれば血糖値は180くらい上がることになりますが，それなりに動いていれば血糖値上昇は小さくなるのです。

患者さんのSMBG記録には昼前，夕前の血糖値が200超という記載を見ることがあります。それは，菓子パンなどで糖質50〜60g程度を摂取して，動く量は多くなかった結果なのです。

身体活動の量（活動代謝の増加）をおおざっぱでよいから数値化して，適切量のカロリーの間食をとれば，血糖値も適切な値に収まるはずなのです。

ウォーキングを行う場合

ウォーキングは食後血糖値上昇を抑制する有用な方法です。

食後30分から30分間で2km歩くと食後ピークは，個人差はありますが，50程度下がることが期待されます。

「50」では物足りない，と考える人も多いかもしれませんが，食後30分で2kmは無理のない運動といえます。運動しないと食後ピークが220とした場合，30分のウォーキングで170になるのです。ありがたいとすべきでしょう。

そして見方を変えると，気楽にできる運動はこの程度である，ということです。

もっとハードに，たとえば30分間で3〜4km歩けば（半ば走れば）食後血糖値は100くらい下がるでしょう（実は少し厄介であって，第5章で見たように，ハードな運動をするとグリコーゲンの分解が促進されて血糖値が上がることもあります）。

しかし，これは血糖値の乱高下を招くもとであるといえるのです。

理由は簡単です。たとえば朝食後にかならずハードなウォーキングを行えば朝食後のピークは安定して高度に抑制され，たいへんけっこうなのですが，毎日かならずできるとは限りません。できない日には血糖値は上がってしまいま

す。しかも100も上がってしまうのです。また，それほど運動しない日を基準に食事量を設定していると，インスリンを増やす血糖降下薬を使っている人ではハードな運動をしたときに低血糖が起こりうるのです。

よく患者さんがいいます。「雨が降ってウォーキングができなかったから血糖値が上がった」，「足に怪我をしてしまって」，「急に仕事が入って」，「親が入院して」，「来客があって」，「旅行に行って」——。

だから血糖値が上がっても仕方がないのでしょうか。

天気は不安定なものであって，体調もいつも万全ではありません。また日常生活は忙しいものであって，かなり高齢になるまでさまざまな用事に対応しなければなりません。

その都度血糖値を上げていてはきりがないのです。忙しい中，いろいろとハードルがある中で血糖コントロールを良好に，つまり血糖変動を小さく維持しなければならないのです。

どうすればよいのでしょうか。

ハードな運動，ウォーキングは活動代謝を増やすものとしてきちんとカウントする必要があるのです。目安は「30分間で2km」までと考えます。それよりも運動量が増える場合には消費エネルギー分，糖質リッチの間食をとる，あるいは速効性インスリンを使用している人では消費エネルギー量をインスリンに換算してその分，減らしておくという対応が必要となるのです。

たくさん食べてもたくさん動けばよいか

「たくさん食べてもその後たくさん運動してカロリーを消費すればよい」と考える人も多いようです。この考え方はまったく正しくありません。理由は先ほどの肉体労働の場合と同じです。

食後血糖値のピークを食後1時間とすると身体活動も食後1時間までが重要となります。食後1時間までに，しかも満腹であれば強度の高い運動は不可能であって，可能なものは軽めのウォーキングとかレクレーションレベルの球技くらいでしょう。ジョギングができるとは考えにくいのです。

とても大食による高度血糖値上昇を抑制できるものではありません。

また，通常の運動によるカロリー消費はそれほど多くはないことにも留意すべきです．30分間で2km歩いてもカロリー消費は100kcalに満たないのです．

必須の間食

　間食の必要は，「低血糖予防」のためには絶対的，「血糖変動安定」のためには相対的，と表現できます．
　SU薬とインスリン注射では「絶対的必要」があります．
　間食摂取必要の時間帯は次のようになります．
①速効性インスリン注射
作用時間によります．
超速効性（Q）→食後3時間まで，速効性（R）→食後5時間まで．
②SU薬と持効型インスリン注射
主には食後3時間以降．次の4つの場合に集約されます．
　　(a)食事糖質量が少なかった．
　　(b)身体活動が多かった．
　　(c)食事間隔があいた．
　　(d)夕食の時間が早く翌朝食までの間隔が長い．
　(c)の「食事間隔があく」ということは，その間の身体活動の増加を意味するので(b)に含めてもよいものです．
　(d)も重要です．身体活動が少なくても食べない時間が長いとき，思わぬ血糖値降下が起こることがあります．身体活動が多くないと血糖値はゆっくり低下します．ゆっくり低下するときは低血糖症状が出にくくなります．無自覚性の低血糖の原因となり，それは高齢者においては認知症発症のリスクを高めることになるのです．
　(b)について追加すべきことがあります．
　それは，第5章で説明した「運動の後期反応（吸い取り紙現象）」であって，日中の身体活動が非常に多いとき，夜遅い時間帯に血糖値が下がってくることがある，ということです．
　まえもってSU薬や持効型インスリン量を減量するとともにエネルギー消費

に見合った糖質の補充をきちんと行う必要があります。糖質の補充は就寝前にも行うべきです。

低血糖予防のための間食は必須のものです。「とってもよい」のではなく「とらなければいけない」のです。事故を予防するための「くすり」と捉えるべきものです。

3　速効性血糖降下薬を加えたマッチング

速効性血糖降下薬を利用する

基本原則「基本の身体活動の日を基準に食事カロリー（糖質）を3食均等に分配して，身体活動の多い日には間食で必要な糖質を補う」はなかなか窮屈なことです。

速効性血糖降下薬を利用すると，ある程度緩和することができます。

具体例を挙げてみます。皆さんの血糖コントロールは元の方法でまあまあ良好です。

Aさん

血糖降下薬なし。夕食のカロリーを少し多めにして3食のカロリー比3：3：4を希望している。

→夕食時に αGI（あるいはグリニド）を使う。

Bさん

療養熱心で食後2kmのウォーキング（一日3回）を日課にしている。ウォーキングをすると食後1時間値は160くらいに収まるが，しないと200を超えてしまう。都合でウォーキングをできないときもけっこうある。その場合に食事カロリーを減らせばいい理屈だがなかなかそうはいかない。

→ウォーキングできないときは αGI（グリニド）を使う。

Cさん

αGIを定期内服している。3食のカロリー比を3：3：4にしたい。

→夕食時にグリニドを併用する。あるいは DPP-4 阻害薬を用いる。不十分であれば速効性インスリン注射を利用する。

D さん

SU 薬と αGI を併用している。3 食のカロリー比を 3：3：4 にしたい。
→DPP-4 阻害薬を利用する。不十分であれば夕食時に速効性インスリン注射を併用する。

　C さんと D さんでインスリン注射が「出現」したことを意外に思う人もいるでしょう。
　2 型糖尿病でのインスリン療法は経口薬をめいっぱい使っても良好な血糖コントロールを得られない場合に開始する，という考え方が一般的かもしれません。そしてそのために，血糖コントロールがけっこう悪化してから（たとえばA1c で 8.0 ％）開始されることが多くあるのです。
　私は，「QOL を損なわずに食後 1 時間値を 200 以下にきちんと維持する」ために，速効性インスリン注射の使用も躊躇すべきではないと考えます。

速効性インスリン 3 回注射を利用する

　速効性インスリン 3 回注射を行うと自由度は大きく増加します。「体重コントロール」という必須の要件はありますが，食事カロリー（糖質）と速効性インスリン注射のマッチングに習熟することで，食べることの自由度が大きく向上します。
　以下に手順を述べます。なお，速効性インスリン注射には従来型の R 製剤と超速効性アナログ製剤がありますが，前者を R，後者を Q で表します。そして現在の速効性インスリンの中心である Q で話を進めます。
　必要な情報は「Q 1 単位で糖質何グラムをまかなうことができるか」ということです。それがわかれば各食事糖質量に対して比例計算で Q の量を決定し，食後の身体活動が多い場合はその分，Q の量を減らせばよいのです。
　「Q 1 単位で何カロリーまかなえるか」を知るには試行錯誤が必要です。
　原理は簡単で，「注射した Q の効果は次の血糖値で判定できる」ということ

です。たとえば朝食時に注射したQの量が適正かどうかは朝食後血糖値と昼食前血糖値で判定されます。主には昼食前血糖値を利用します。朝食時にQを注射して昼食前の血糖値が朝食前血糖値と同じになれば注射したQの量が適正であったと判定されます。

実は，RはともかくQは作用時間が3～4時間なので朝食が7時であれば11時までには効果が切れてしまいます。そしてインスリン分泌不全が進行した患者さんでは昼食前血糖値よりも朝食直後～食後2時間くらいまでの血糖値のほうが低いという逆転現象も起こりえますが，とりあえずは昼食前の血糖値を目印に朝食時のQの量を調整します。少量（2～3単位）から開始し増量していくのが通常です。

そしてQの量がだいたいわかったら朝食後血糖値（主には1時間後）を測定します。朝食後血糖値が目標にあればよいですが，高い場合にはαGIを併用する，食事中の糖質の量を減らす（糖質のカロリー比率を下げる）という対応を行います。

昼食時のQは昼食後および夕食前血糖値，夕食時のQは夕食後および就寝時血糖値を目印に調整します。就寝時血糖値は就寝が夕食後何時間かで違ってきますが，3時間とすれば夕食前血糖値プラス50が目標値となるでしょう。

具体例を挙げます。

Eさんは入院でインスリン療法を始めました。

当院では一日の食事カロリーが3食均等（実際には朝食より昼食，夕食が少し多い）に定時（7時半，12時，18時）に提供されます。

Eさんの食事は一日1800 kcalで，Qの量は朝10，昼6，夕8単位となりました。Q1単位でまかなえるカロリーは朝，昼，夕，それぞれ60，100，75 kcalと計算されます。そして，糖質のカロリー比率を60％とすると，Q1単位で朝，昼，夕，それぞれ9，15，11 gの糖質をまかなえることになります。

「Q1単位でまかなえる糖質量」は朝，昼，夕で同じではなく，異なることがむしろ普通です。朝のインスリン必要量が多い理由のひとつに，早朝にインスリン拮抗ホルモンのはたらきが増強することがあります。

ところでEさんは，退院後，食事時間は入院中と同じでよいけれどカロリーの分配については3食均等ではなく朝食は減らしたい，3食比1:2:2を希望されました．

1800 kcal，60％糖質食で3食の比率を1:2:2にすると糖質量は54，108，108gとなり，Q注射量は朝6，昼7，夕10単位となります．

Q1単位で何キロカロリーまかなえるかがわかると自由度が高くなります．

たとえば昼食を外食で1000 kcal，糖質60％の食事をとれば，Qを10単位注射すればよくなります．そして夕食は400 kcalに減らしてQは5単位となるでしょう．

このように，まず食事糖質量にQをマッチさせます．

そして，身体活動が「基本の身体活動」を超えるときは，その分を糖質リッチの間食をとることで低血糖を予防しますが，食後2時間くらいまでであればQを減量する方法もあります．

たとえば，朝食後30分から30分間2kmのウォーキングをするとき，消費カロリーを80 kcalとすれば糖質で20gですから，朝食前のQを2単位減らすことになります．

間食かQ減量か．どちらの対応でもよく用途によって使い分ければよいのです．体重減量を図りたい場合はQ減量でしょうか．身体活動の量が多いときは両方を併用するのがよいと考えます．

マッチングの技術を高めれば「血糖値は自分でつくるもの，つくることができる」という表現が適切で現実のものとなってくると考えます．QOLを高めることができます．

休日よりも労働日のほうの身体活動が増える場合が多く，また，労働日の中でも変動しますが，自在に対応ができます．

日々忙しいので休日はときには朝寝をして一日2食にしたい，という方もいるでしょう．内服の血糖降下薬では容易ではありませんが速効性インスリンを使えば可能です．

摂取カロリー，身体活動をあえて日々一定にする必要はありません．

摂取カロリーについては摂取総カロリーを毎日一定にするのではなく「数日

間の平均で考えてばらつきは小さくする」という方針でよくなります。

　身体活動についても毎日定時に同じ量の運動を行うのが理想かもしれませんが容易ではありません。米国糖尿病学会（ADA）は週 150 分の運動を推奨しています。そのように「一週間のトータルの目標を決めた上で適宜分散する」ということが実践可能で妥当な方針といえますが，速効性インスリンはそれを可能にします。

　もっとも限界はあります。とくに夕食です。

　あまりに夕食に比重を置くとか，夕食時間が遅いとかすると，夜間〜翌朝の血糖値上昇を抑えることが困難になります。インスリン注射の増量ではなかなか対応できません。やはり基本の原則「食事カロリーと次の食事まで（夕食では就寝まで）の身体活動をマッチさせる」を念頭に置いて，大きくバランスを崩すべきではありません。日々の生活ではなく回数は多くない会食の際などの自由度を高めることを目標とすべきです。

4　血糖値を上昇させる物質「カーボ」

カーボカウント

　日本においては「食品交換表」を使用した食事指導が 40 年以上，行われてきました。その理念は，「三大栄養素の比率を考慮しつつ摂取総カロリーを一定に制限する」と理解されます。

　しかし近年，糖質の計量に重点を置く考え方が勢力を得てきており，「カーボカウント」と呼ばれます。「カーボ」とは「炭水化物：カーボハイドレート」の頭をとったものです*。

　エネルギー源となる三大栄養素の中で食後血糖値上昇に関与するのは糖質だけであって，糖尿病は「糖質摂取後の血糖値上昇を抑えられない」ことが共通している疾患ですから，糖質をどれくらい摂取するかに関心を持つことは自然といえます。

　カーボカウントは速効性インスリン注射使用の患者さん中心に広まってきて

います。

　例を示します。先ほどのEさんでは，たとえば朝食のメニューが米飯200g，ハムエッグ，わかめスープ，野菜サラダ（ブロッコリー，にんじん，レタスにマヨネーズ）であれば，糖質は米飯中に74g，野菜サラダ中におおよそ10gとして計85g，Qは9単位注射することになります。

　食事全体のカロリーよりも食事に含まれる糖質だけを計算するほうが簡単で，しかもQ（R）とのマッチングが精密になるという利点があるのです。

　カーボカウントは「安全面」でも重要です。糖尿病診療に長く従事しているといろいろな事件に遭遇し，伝聞もします。次のような話がありました。

　「速効性インスリン3回注射をやっている患者さんが，夕食時ふだんどおりQを注射して焼酎を飲みながら刺身や焼き鳥を食べていたところ，けいれんを伴って昏睡状態に陥ってしまい，家人が救急要請をした。」

　焼酎と刺身は糖質ゼロ，焼き鳥はネギマであればネギとたれに少し入っているだけです。この患者さんは糖質をほとんど摂取しないのにふだんと同じ量の速効性インスリンを注射したのです。

　「食べれば血糖値が上がる」という理解は正確でないばかりか危険なのです。「糖質を摂取すれば血糖値は上がる，それを抑えるのに必要量の速効性インスリンを注射する」が正しいのです。

　コース料理にも「カーボ不足」の危険があります。和食では料理の多くは低糖質であって，最後にようやく高糖質のご飯ものが出ます。最初にQを注射すると途中で低血糖が起こりえます。Qを分散して2回注射する必要があるとも考えます。フレンチではワインを飲みパンを合間に食べながら料理を味わえば糖質はそれなりに補充されます。食事に1〜2時間を要しますし，料理の糖質量に注意すればR1回でまかなえる場合が多いとも考えます。

　　　＊ここで用語の問題が出てきます。第1章で「炭水化物＝糖質＋食物繊維」であって，本書ではエネルギーを有するものを扱うことから「炭水化物」でなく「糖質」を用いる方針としました。しかし，記しましたように，基本的に糖質を計量しているのに炭水化物を表す「カーボ」という用語が使われるようになっている現実があるのです。矛盾はありますが，「カーボ」は響きのよい言葉でもありま

すので，糖質の別称（愛称）として用いる習慣はこのまま容認されるのでしょう。
　そして，計量の問題ですが，食物繊維の量は食事炭水化物量の高々5％です。それゆえ，糖質を計量するとき厳密に食物繊維を除外する必要は，通常はないと考えます（むしろ，第10章で述べますが，果物，ショ糖，乳糖に含まれるブドウ糖の量は糖質全体の半分程度であることのほうに留意が必要です）。

「カーボ」を意識する

　カーボカウントは速効性インスリン注射を使っていない人でも重要です。
　追加インスリン分泌の不足がすべての糖尿病の人に共通した病態であって，初期の2型糖尿病の人でもカーボの過剰は大きな血糖値上昇をもたらします。血糖値を上げる本体であるカーボを意識し摂取過剰に注意することは，糖尿病療養の基本事項なのです。
　そして知るべきは，糖質摂取量がひじょうに多い人がたくさんいる現実です。
　厚生労働省調査では国民の糖質摂取のカロリー比率は「平均」では60％弱となっています。このことは人口のおよそ4割の人が糖尿病学会提示の上限である60％を超えて摂取しているという解釈を可能にします。
　なかには70％を超える人もあるでしょう。実際，患者さんに質問しますと，ほとんどの人は糖質が大好きなのです。しかも，砂糖はいけないけれど穀物（でんぷん）は大丈夫（血糖値を上げないし肥満の原因にはならない）と信じていて，さらには，果物は糖質ではないと思っている人もいるのです。
　無頓着に糖質をふんだんに摂取している人がたくさんいる，というこの由々しき状況を改善させるために「カーボカウント」は必須であると考えます。「カウント」以前に，まず「意識する」ということです。
　カーボカウント法に対し問題点を指摘する声もあります。
　それはカーボカウント法によって「三大栄養素の適正な配分」がないがしろにされないか，ということです。たとえば糖質が少なく脂肪や蛋白質の多い食品の摂取が大きく増加するおそれがある，ということです。
　私は，その問題提起は適切でないと考えます。
　「糖質摂取量を計算する」ことは「糖質摂取量をどのくらいにするか」という問題を内包すると考えるのが自然です。そして，糖質が血糖値上昇の本体で

ある以上,「どのくらいに制限するのか」ということになります。つまり「カーボカウント」は「糖質制限」とペアで論じられるべき問題なのです。

　従来の食品交換表を使用した食事療法では事情はどうだったのでしょうか。

　食品交換表では「カーボ」ではなく「カロリー」のカウント（計算）とともに三大栄養素の適正な分配が志向されました。今と昔で文言の大きな差はなくても理念は変化しているようです。食品交換表が誕生した昭和40年はまだ飽食とはいえず糖質摂取への偏りも大きい時代であって，蛋白質と脂肪の摂取を増やすことで栄養のバランスを良くしようという考えであったと推定します。しかし時代が変わって飽食で糖質摂取への偏りが大きくはなくなった現代では，むしろ脂肪摂取の増加が懸念され「脂肪制限によるカロリー制限」という考えが支配的になったようです（現在の糖尿病治療ガイドに「脂肪を控えめに」と明記されています）。

　糖質よりも脂肪を気にすれば糖質摂取過剰は許容されやすくなります。

　しかしながらこの数十年，「糖質と脂肪，どちらの制限が糖尿病や肥満の治療に有用か」ということに関心が持たれているのです。あいまいに「脂肪制限」の肩を持つことは適切ではありません。理論的に糖質摂取制限の目標値が提示される必要があると考えます。

　この問題については第9章以降で扱うことになります。

5　カロリー分配の問題

一日に摂取するカロリーをどのように分配するのがよいのか

　これまで見たように，血糖コントロールを良好に維持するためには，一日の食事カロリーの分配についてどうしても制約ができます。「糖質摂取と身体活動をマッチさせる」ということであって，三大栄養素の比率が固定されるのが理想ではあるので，基本は「3食のカロリー均等」ということになります。そして速効性インスリン3回注射法を利用すると，その制約からある程度解放されるのです。

ところで糖尿病の人では一日の中でのカロリーの分配に制約がありますが，ふつうの人ではどうでしょうか。つまり，「血糖コントロールを考える必要がなければどのようにカロリーを一日の中で分配するのが適当なのか」ということです。

　「一日の摂取総カロリーが適正でさえあればどのように分配してもよい，極端にいえば一日１食でもよい」，と考える人は少ないでしょう。糖尿病の人と同じように「一日３食で均等に分けて食べるのが理想である」と答える人が多いのではないでしょうか。そのように考えていても実際には夕食への偏りが大きくなることが多く，さらには夕食の時間が遅く，その結果朝は空腹感が乏しく朝食の量が少ない，さらには朝食を食べない，という人も多いのが実情でしょう。

　食生活について提起されることの１つの代表は「朝食を食べよう」ということでしょう。午前中の活動に必要なエネルギーを朝食できちんと供給しようという考えです。ブドウ糖しかエネルギー源として利用できない脳をしっかりはたらかせるためにも，安定してブドウ糖を供給することが必要である。それで「朝食に米飯をとりましょう」となるのです。

　しかし，「３食均等に食べる」，「朝食をしっかりとる」がほんとうに理想なのでしょうか。「ただし書き」が必要ではないのかと私は思うのです。

「身体の生理」という問題

　食後すぐには運動できない，ということはあたりまえです。

　満腹だと動きにくい，それは食物の消化吸収と身体活動は，同時にではなく別々のほうが効率よく行われるという身体生理があるからです。

　それは自律神経のはたらきで説明できます。身体のさまざまな活動は自律神経の調節下に成り立っています。自律神経は交感神経系と副交感神経系に二分され，消化吸収には副交感神経が，身体活動には交感神経が対応しています。自律神経のはたらきによって血流の分布がシフトします。副交感神経により内臓へ，そして交感神経により骨格筋へということです。

　両者を同時に高度に，つまり「たくさん食べてたくさん動く」ということは

成り立たないのです。また，体を動かす際にだけ交感神経がはたらくのではありません。ストレス時にそうですが，早朝にも一日の活動に向けて交感神経のはたらきは亢進します。

そうすると「朝食をしっかりとる」ことには注意を要することになります。

起床後，時間の余裕のないままに眠気眼で半ば機械的に食事を詰め込む，しかもあわてて家を出る。速足で歩く，駅の階段を駆け上がる，満員電車の中で立っている。あるいは食後すぐに強度の高い肉体労働を開始する。そのような状況で朝食をとっても，午前中の活動に役立つどころか胃腸への負担から体調を崩すリスクがあると考えます。

「朝食」は起床後すぐに食べることを意味するのではありません。時間の余裕がない人でそうなるだけです。起床後散歩や体操をして，用便も済ませてから食卓に向かうのが適切ではないでしょうか。農作業など軽く一仕事やってからでも良いのです。起床後1〜2時間たって交感神経系の亢進が収まってから朝食をとるのです。

また，仕事も学校も楽なものではありません。いろいろ心悩んで起床時にはストレスが多い，という人は朝食を減らすほうが無難と考えます。

朝食をたくさんとらなくたって体内にはエネルギーの貯蔵があるのです。身体の生理と個々人の事情を考慮して工夫すればよいのです。

昔，朝食はとらなかった？

現在の日本では一応3食とるのが原則のようになっていますが，一日3食が一応の習慣になったのはそう昔でもないようです。日本では江戸時代中頃から一日3食の習慣ができてきたようです。

この20〜30年は飽食の時代ともいわれますが，人類の歴史の大部分は飢餓との戦いでありました。一日3食どころか2食も危ういというのがむしろ通常であったでしょう。それでも農耕文明の進歩に伴い食の生産は徐々に増加し余裕もできてきて，江戸時代くらいから富裕な人々を中心に一日3回食べる習慣が出現してきたようです。それまでは通常一日2食だったのです。

ところで注目すべきことは，一日2食の場合，現在でいう朝食と夕食ではな

く昼食と夕食ということであったようなのです。たとえば14世紀の後醍醐天皇の記録には一日の最初の食事は「午の刻」（正午）とあるそうです。

　一日3食になったというのは、昼食、夕食に朝食が追加されたということなのです。

　朝食をとるのが健康によい、というのであれば後醍醐天皇も一日2食とはいえ最初の食事は起床後の早い時間にとったのではないでしょうか。起床後すぐには食をとらないほうがよい、という認識を昔から人々は持っていたと考えられます。それは「身体の生理」に基づく経験的なものであったと考えます。

もうひとつの身体の生理：朝はインスリン必要量が多い

　先の「速効性インスリン3回注射を利用する」の項で、Eさんの「Q」の量は、3食均等の条件で朝10、昼6、夕8単位でした。朝食時のインスリン必要量が多い人はめずらしくはありません。もっと突出して多い人もあります。その時間帯に「わざわざ」糖質をたくさん摂取することはナンセンスではないでしょうか。Fさんを紹介します。

Fさん

　SU薬＋DPP-4阻害薬でA1c 8.4％。外来での朝食後血糖値は常に300を超える。インスリン療法導入を勧められている。Fさんは朝食をきちんととる人で、米飯が大好き。ところが、通勤は自動車運転で片道1時間かかるとのこと。

　思わず絶句するような話です。

　朝食後、血糖値が上がる「ゴールデンタイム」にどかっと座っているのです。満員電車の通勤も困ったものですが、こちらも困ったものです。しかし、車社会の現代、Fさんのような人はたくさんいるでしょう。追加インスリンの負担を減らすために、朝食の糖質を減らすことは必須であるといえます。糖質の不足を考えるならば、間食で補うべきでしょう（速効性インスリン注射を使用すれば解決するでしょうが、私は「習慣」の改変をまず行うべきと考えます）。

現在の世の中で3食きちんと食べる必要はあるのか

　管理栄養士の幕内秀夫氏は長い間，日本人の食生活を見つめさまざまな問題点を指摘し意見を提出されています。代表は加工食品と精製食品の増加についてです。加工食品にはさまざまな食品添加物が含まれています。また，米，小麦，砂糖などは精製度を上げた結果，食感はよくなっても貴重なミネラル，食物繊維を失している結果となっています。

　著書の中に次のことばがありました。

　「今の日本で食事を3回きちんととらないといけないほど肉体労働をしている人は少ない。」

　昔の日本の農業は労働量がすごく多く，摂取カロリーも多くを必要とし米飯が主体であった食生活の中，それこそ一升飯でも食べたわけでした。その後機械化，省力化が進み労働量はだいぶ減ったわけです。そのような時代の推移を見ての発言でしょう。

　私もほぼ同感で，2食＋間食1回～数回で良い印象を持ちます。

　糖尿病の人では，「3食均等」が理想のように考えられがちですが，基本は「食事糖質と食後身体活動のマッチング」であって，さらに，朝食については2つの「身体の生理」があります。

　血糖コントロールが良好になるように食事量を調整すべきでしょうし，速効性血糖降下薬を利用することで，ある程度は自身の好みの食スタイルを保持することができます。

　3食きちんと食べる：3食均等，ではなく，血糖コントロールとQOLを両立させるような分配を考えていくべきでしょう。

第9章

食事療法の基本原則

　この章からは,「血糖コントロール良好」を実現するための食事について考えていきます。血糖コントロール良好の前提に体重コントロールがあったことを思い出してください。

たしかな指針が提示されているのか
　日本糖尿病学会編集の「糖尿病治療ガイド」(以下「ガイド」)には,「食事療法は糖尿病治療の基本であり,出発点である」として,食事療法の重要性が強調されています。
　その「ガイド」には食事療法についてどのような記述があるのでしょうか。
　最初に,初診時の食事指導のポイントが6つ,挙げられています。
　①腹八分目とする。
　②食品の種類はできるだけ多くする。
　③脂肪は控えめに。
　④食物繊維を多く含む食品(野菜,海藻,きのこなど)をとる。
　⑤朝食,昼食,夕食を規則正しく。
　⑥ゆっくりよくかんで食べる。
　これらは,いわゆる「食の健康法」といったものです。内容は,その是非はともかく,常識的であって具体性にも欠けるので,これらを患者さんに提示しても説得力があるものではありません。
　「ガイド」を読み進めると具体性を帯びた記述が出てきます。それらを集めると次のようになります。
　①エネルギー摂取量を適正にする。標準体重×身体活動量で算出する。

②三大栄養素のカロリー比率を糖質 50〜60％，蛋白質を標準体重 1 kg あたり 1.0〜1.2 g として残りを脂肪でとる。
③食物繊維を多くとる（一日 20〜25 g 以上）。
④朝，昼，夕にほぼ等しいエネルギー量を摂取する。
⑤インスリン治療中の患者では適切な時間に補食を指示する場合がある。

①，②，③はよく知られたものであって，④と⑤は「ガイド」の文章中から私が拾い上げたものです。これらが，現在，糖尿病食事療法の基本原則として認知されているものでしょう。

これらのうち，①と②は，「科学的根拠に基づく糖尿病診療ガイドライン（日本糖尿病学会編集）」（以下「ガイドライン」）によると「コンセンサス」とされています。「コンセンサス」とは「科学的根拠となる研究はないが広く認知されているもの」と注釈されています。

しかし，「コンセンサス」として妥当であることの論理的説明が十分にあるかというと，そうではないようです。

私は非常に残念に思います。「糖尿病診療の基本である出発点」であるはずの食事療法について「どうあるべきか」についての公の議論が乏しいのです。

療養の現場で役に立つのか

①，②，④，⑤について，問題点を提示します。

①摂取エネルギーの過剰がある場合，制限（適正化）することは妥当です。しかし，なにを基準にするのか，また，この計算式でたしかに摂取適正エネルギー量を提示できるのでしょうか。

第 4 章で述べたように，基礎代謝量の個人差は大きいし，活動代謝量は変動が大きく正確に測定することは困難であるので，簡単な計算式では必要エネルギー量の 1 つの「目安」を示せるに過ぎません。

原点に戻って体重（体脂肪）でフォローするのが妥当と考えます。目標体重を設定して体重が目標を維持するよう，あるいは目標に近づくように身体活動に合わせ摂取エネルギー量を調整するのです。

目標体重について「ガイドライン」には「過去の体重歴や現在の BMI を考

慮した目標体重を設定し」という記載がありますが，読まれる機会が多いであろう「ガイド」には目標体重についての言及はありません。そうすると盲目的に「標準体重×身体活動量」で算出したカロリーに従うことになります。

また，「目標体重を決める」という作業はけっして容易ではありません。標準体重を求める計算式はあっても，目標体重を求める計算式はないのです。体重歴や体組成をもとに患者さんとの話し合いで決めることになります。そして，患者さんに目標体重を設定することの意義をきちんと理解してもらう必要があります。それはけっして簡単な作業ではなく，熟練を要するものなのです。

現実はどうでしょうか。糖尿病診療に関わる多くの人が「目標体重」という概念すら持っていないのではないでしょうか。目標体重＝標準体重と思っている人も多いでしょう。

②三大栄養素の比率も「コンセンサス」となっています。

食事や栄養に関することは，薬剤についての介入研究などとは異なって，「エビデンス」を得ることが困難である性質のものです。また，文化や習慣の問題もありますから海外の研究を頼りにすることにも限界があります。それゆえ「コンセンサス」に頼らざるをえないとも考えます。

しかし論理的説明が乏しいように思えます。

三大栄養素の中で「糖質だけが直に食後血糖値を上げ，インスリンの負担を強いる」という厳然たる事実があります。糖尿病の人も健常人と同じように糖質を摂取してもよいのでしょうか。近年，「糖質制限食」を推奨する勢力も大きくなってきています。「糖質制限食」は不適切でしょうか。

④「朝，昼，夕にほぼ等しいエネルギー量を摂取する」ということには，7時，12時，18時といった定時に食事をとることも含まれると考えます。「規則正しい（食）生活」ということでしょうが，はたしてどれだけの人が実行できるでしょうか。

現実的でないことを提示しても患者さんはついてきません。食事よりも仕事や用事を優先せざるを得ないのがふつうです。交代勤務や不規則勤務の人も非常に多いのです。

大事なことは，忙しい日常生活と血糖コントロールを良好に維持する食生活

を両立させる具体的で実行可能な方策を考え出すことです。
　血糖降下薬の関わりもあります。血糖降下薬を調整することで「3食等エネルギー」に限定されず食生活の自由度を高めることもできるのです。
　⑤「補食」は発育，発達のためにエネルギー必要量の多い小児を対象とした用語でしょうか。成人ではよく使われる「間食」でよいと考えます。
　私は低血糖を予防するためにはインスリン療法の人だけでなく，SU薬内服の人でも一定の原則での間食摂取は必須のものと考えます。また低血糖の予防以外でも，身体活動の多いときにはエネルギー摂取を間食を含めて分配するほうが血糖変動の安定につながると考えます。

　以上，現行の「基本原則」の問題点を挙げ，理由を述べました。
　食事療法の基本原則は糖尿病治療の原理を基に創出される必要があり，そして，血糖コントロールと患者さんのQOLを両立させるものである必要があると考えます。

私の「糖尿病食事療法の基本原則」

　私の考える「糖尿病食事療法の基本原則」を提示します。
　良好な血糖コントロールを維持するために「食事」が満たすべき基本の要件は次のものです。
　(a)糖尿病では追加インスリン分泌の不足は基本の病態である。インスリンの負担を減らすために糖質摂取量を適切に制限すべきである。
　(b)体脂肪過剰がインスリン抵抗性増強の主な原因である。一日の摂取エネルギー量を適切に制限する必要がある。
　それゆえ，まず，次の2つが原則に挙げられます。
　①糖質摂取量の適正化
　②一日の摂取エネルギー量の適正化
　そして，血糖変動の幅を小さくし低血糖を予防することは「血糖コントロール良好」の必須の条件ですから以下が追加されます。
　③血糖値上昇が小さく安定するように糖質摂取と食後身体活動，速効性血糖

降下薬（使用する場合）の作用をマッチさせる。

④身体活動が多いときは必要なエネルギーを間食で補充する。低血糖が起こりえる血糖降下薬使用では適切な間食摂取は必須である。

②，③，④については第4，6，8章で扱いました。

残る①の「糖質摂取量の制限」が難しい問題なのです。

その主な理由は，糖質摂取を減らすと脂肪摂取が増える，ということにあります。脂肪摂取の増加は，体脂肪の増加，動脈硬化症の進行に結果する懸念があります。

それゆえ，この後の章において，糖質と脂肪を中心に三大栄養素について見ていくことになります。

三大栄養素以外の栄養素，つまり食物繊維，ビタミン，ミネラルなども重要であることはいうまでもありませんが，それらについては「糖質摂取」の問題を検討する中で自然に解決されると考えます。

第10章
糖質，脂質，蛋白質

　三大栄養素として知られる糖質，脂肪，蛋白質は三者とも熱量（カロリー）を持っていてエネルギー源になりえます。糖質についてはそれを含むカテゴリーとして「炭水化物」があり，脂肪については「脂質」があります。
　この章では，それぞれについてあたっていくことになります。栄養学の本のような記述がつづきますがご容赦ください。

1　糖　　質

炭水化物

　炭水化物とは炭素（C）に水（H_2O）がついた化合物であって，基本的な分子構造式は $(CH_2O)_n$ の形をとっています（n は 5，6 の倍数）。組成をもとにした命名であってはたらきは考慮されていません。
　炭水化物にはたくさん種類がありますが，ヒトの食に関係するものは次のものです。
　単糖類：ブドウ糖，果糖，ガラクトース
　二糖類：ショ糖（砂糖），マルトース，乳糖
　多糖類：でんぷん，セルロース，ペクチン，マンナン，アルギン酸
　オリゴ糖
　糖アルコール
　基本はブドウ糖です。ブドウ糖は脂肪酸とともにヒトの基本エネルギーです。同じ単糖でも果糖とガラクトースは直接エネルギー化（つまり ATP へ変換）さ

れるよりも，それぞれトリグリセリドとグリコーゲン合成に回されるものが多いようです。

　二糖類は単糖2分子が結合したものです。ショ糖はブドウ糖1分子と果糖1分子，マルトースはブドウ糖2分子，乳糖はブドウ糖1分子とガラクトース1分子です。オリゴ糖は単糖が3～10分子結合したもの，多糖類は10分子以上が結合したもので1万分子以上のものもあります。糖アルコールは単糖が還元されてアルコール基を持つようになったものです。

　炭水化物をエネルギーとして利用するとき，単糖まで消化，分解される必要があります。

　多糖類の中で，でんぷんは植物の貯蔵糖質，セルロースは植物の構造糖質です。ともにブドウ糖が多数結合してできていますがブドウ糖の結合の仕方が異なります。脊椎動物の消化酵素はでんぷんを消化できてもセルロースを消化できません。しかし草食動物は，自身はできませんが消化管内に繁殖している微生物がセルロースを分解できます。それゆえヒトは自然界に豊富に存在する炭水化物である草や木の葉をエネルギー源にできませんが，牛はできるのです。

　ヒトの貯蔵糖質であるグリコーゲンの構造はでんぷんに類似しています。

　難消化の炭水化物はエネルギー以外の役割が期待されます。フラクトオリゴ糖は腸内の有用菌を増やし有害菌の増殖を抑えるはたらきを有します。糖アルコールの中のキシリトールはう歯予防の効果が期待されることで知られています。

　食物繊維とは人の消化酵素では消化できない食物中の高分子の難消化成分の総称で，多くのものは多糖類に属します。不水溶性のセルロース，リグニン，水溶性のペクチン，マンナン，アルギン酸などがあります。

　食物繊維の作用は次のようです。

①吸水作用→便の「かさ」を増やす

②毒素や胆汁酸の吸着，排泄の促進。胆汁酸の排泄にて血清コレステロールの低下

③インクレチン分泌の促進→食後血糖値上昇をゆるやかにさせる

④大腸にて腸内細菌の栄養源となり，有用菌を増やし有害菌を減らす

消化吸収にて取り込まれた炭水化物はエネルギー源になりますが，それ以外の役割もあります．
　①核酸の構成成分
　②糖蛋白として：細胞膜の抗原基，ペプチドやホルモン，ホルモン受容体，免疫グロブリン，関節の滑液，軟骨の成分，など
　③糖脂質として：中枢神経の細胞膜構成成分など
　炭水化物は生体の機能物質としても重要な役割を担っています．しかし特別な炭水化物はなく意識して食事をとる必要はありません．必須脂肪酸と必須アミノ酸があっても「必須炭水化物」はないのです．
　そうすると炭水化物について意識すべきことは，第一にエネルギー源で第二に食物繊維ということです．一日にそれぞれ何グラム摂取するか，という条件を満たすように食品の選択をすることが基本となります．
　しかしエネルギー源として炭水化物は「血糖値上昇」という現象を引き起こすので，けっして扱いやすいものではないことはこれまでにも見たとおりです．

炭水化物，糖質，食物繊維
　先項で述べたように「炭水化物」とは分子構造を基にした命名であって「はたらき」は考慮されていません．おおまかにいえば「エネルギー源となるもの」と「食物繊維」をあわせて炭水化物ということです．
　炭水化物という用語は食品の機能を考えるとき適切とはいえないでしょう．両者は区別されるべきです．そこで，エネルギー源となる炭水化物を「糖質」と呼ぶことにします．
　この用法が妥当と考える理由は他にもあります．それは一般の人々において，穀物と芋類のでんぷん，果物に含まれる糖分，そしてショ糖（砂糖）が「カロリーおよびブドウ糖の供給源」として同じ仲間であることへの理解が乏しい印象があることです．
　「甘い」ということが判断の大きな基準となるようです．甘い砂糖は血糖値を上げ，太る原因にもなる．甘くない穀物（とくに米飯）＝炭水化物であって，血糖値を上げない．そして，甘いけれど酸っぱくもある果物は，炭水化物でも

ないけれど血糖値上昇にも無関係である。

その一方,「脂っこいもの」が大きく問題視されます。太る原因であるとともに血糖値を上げる原因であると誤解している人が多いのです。

この由々しき状況を打開するために,「糖」という語を含む「糖質」という用語を普及させることは有用でしょう(第8章で見たように,カーボカウント法が普及してきて「カーボ」という用語も使われるようになってきています。「カーボ」は炭水化物の略ですが親しみやすい語感もあります。それゆえ食物繊維を除いて「カーボ」を「糖質」と同じ意味で使うのでもよいと考えます)。

砂糖は血糖値を上げやすく太らせやすいのか

ブドウ糖には甘味はありますが,でんぷんのように鎖状,枝状につながっていると甘味は弱いのです。一方,砂糖はブドウ糖と果糖の結合による二糖ですが果糖はブドウ糖よりも甘味が強い,だから砂糖は甘いのです。

しかし,「血糖値の上げやすさ」は砂糖よりもでんぷんのほうが大きいのです。砂糖10gとでんぷん10gではでんぷんのほうが血糖値を大きく上げます。

その理由は,砂糖10gはブドウ糖と果糖が各5gずつですが,でんぷん10gはすべてブドウ糖でできているからです。そして,血糖値は血液中のブドウ糖濃度ですから果糖は血糖値上昇に関係なく,砂糖の血糖値上昇作用はでんぷんの2分の1ということになります。

もっとも食物繊維は血糖値上昇を遅延させる効果を有します。それゆえ食物繊維を多く含む玄米では精白米よりも血糖値上昇はゆっくりになります。しかし精白米の消化吸収は速やかなので,ブドウ糖10gと同量のでんぷんを含む精白米の米飯(27gと計算されます)では血糖値上昇作用は変わらないのです。そして,砂糖10gのほうが精白米27gよりも血糖値上昇作用は小さいのです。

また,糖質はすべて重量あたり等カロリーです。1g 4kcalです。砂糖10gと精白米27gの太らせる効果は同じなのです。

なぜ,「甘いものは太る」と思うのでしょうか。甘味刺激は脳に幸福感を与えますが,それゆえ摂取することに罪悪感に似た気分を持つ人も多いのでしょうか。

「かさ」の問題があるかもしれません。米飯の普通盛り200g中に含まれるでんぷんは74gです。砂糖74gは重量以上に「かさ」は小さくなります。砂糖は「かさ」が小さいから摂取過剰につながる，と考える人もいるでしょう。

しかし砂糖74gをそのまま食べるという人はまずいません。一食の調理に使う量としてもかなり多いです。砂糖をたくさん摂取することになりうる食べものは菓子類です。

手元のカロリーブックで調べてみます。

70gのどらやきには糖質41.2gが含まれ199kcalです。70gの大福もちでは糖質37.0gで165kcal。70gのショートケーキでは糖質33.0gで241kcal。ただし，糖質のすべてが砂糖ではありません。

つまり，菓子類で砂糖をたくさん摂取しようと思えばかなりたくさん食べる必要があるのです。もっともそれは私の個人的感想であって，患者さんの中には大福を一度に10個食べたとか，羊羹1本（糖質157.5g，666kcal）食べたという人もいます。そのように甘いものへの嗜好が高度に強い人において砂糖の大量摂取は起こりえる，ということです。

清涼飲料水などをふつうの人の感覚を大きく越えて多飲する人がいるようです。その場合，糖尿病でなければ血糖値の急上昇がインスリンの過分泌を引き起こし，引き続き血糖値の急降下をまねき低血糖に至る，それが「きれやすい性格」の一因にもなる，という説もあります。そして糖尿病の素質があると，インスリンが相対的に大きく不足するため血糖値の高度上昇とともに脂肪分解を促進してケトアシドーシスを引き起こすことがあるのです（「清涼飲料水ケトアシドーシス」と呼ばれます）。

ところで米飯200gは336kcalです。150gでも252kcalです。「かさ」は菓子類より大きいですがなかなか高カロリーなのです。このことを知っておく必要があります。

果物についても述べておきます。果物に含まれる糖質は，果糖，ブドウ糖，ショ糖です。果物によって含まれる割合はさまざまですが，おおざっぱにブドウ糖と果糖を等量として扱う方針でよいと考えます。要するに砂糖と同じ，ということです。

代表例をカロリーブックで見ると，バナナ1本120gでは糖質25.9gで103kcal，りんご中1個200gでは糖質26.2gで108kcal，柿1個150gでは糖質21.5gで90kcalとあります。

米飯よりは「かさ」に比べて低カロリーです。含まれるブドウ糖の量はさらに少なくなります。しかし，それは「比較的」ということであって，摂取量が多ければ当然，血糖値は上昇するし体重も増加します。

果物にはビタミンCや食物繊維，その他貴重な栄養素が豊富に含まれるという利点もありますが，摂取量に注意が必要となります。

単純糖質と複合糖質

糖尿病食事療法のための「食品交換表」では，砂糖はきびしく制限されてきました。一日に6g以下とされました。一方，穀物（でんぷん）は「主食」ということへの配慮からなのでしょうか，表1に挙げられ，きちんととるように指導されてきました。

糖質を必要量，摂取すべきだが「単純糖質」はよくない，と解釈できるでしょうか。

単純糖質とは糖質を含む食品を工業的に精製して糖質だけにしたものです。具体的には，砂糖，ブドウ糖，でんぷん（そのもの）です。

異性化糖というものもあります。これはとうもろこしなどのでんぷんを工業的にブドウ糖に分解し，さらに果糖に変換したもので，菓子，飲料など工場食品に多用されています。

単純糖質でない糖質を「複合糖質」と呼びます。糖質とともに食物繊維，ビタミンなど糖質以外の栄養素をきちんと含む食品に含まれる糖質です。

米国糖尿病学会（ADA）の勧告は日本でも注目されていますが，次の内容の記述があります。

「糖質を減らすほうが食後血糖値上昇を抑制するには良いが，糖質を含む食品は食物繊維やビタミン，ミネラルの重要な供給源でもある。糖質をいろいろな食品，つまり果物，野菜，全粒粉の穀物，豆，低脂肪牛乳から摂取する食生活を推奨する。」

糖質制限を推奨してはいないのですが単純糖質が氾濫している社会状況への反省はあるものと推定します。一方，牛乳をわざわざ「低脂肪牛乳」としているのは「脂肪の摂取過剰が心筋梗塞と肥満の元凶である」という考えが根強いのでしょう。脂肪制限と糖質制限の間で揺れている印象はあります。

ADAは5つの食品群を複合糖質の供給源としてとりあげています。注目すべきことに勧告の中にある穀物は「全粒粉」であって精製度の高い穀物は入っていません（芋類も入っていません）。

しかし日本人はその精製度の高い穀物の摂取が非常に多いのです。

米については玄米が全粒粉であって，米粒の表面のビタミンや蛋白質，食物繊維の豊富な部分を見事に削ってできるのが精白米です。味は格段によくなっても栄養的にはほぼ糖質だけなのです。食物繊維の量は米飯100g中，玄米では1.4gですが精白米ではわずか0.3gです（食物繊維の摂取推奨量は一日20〜25g）。

栄養的に精白米よりも玄米が優れていることが知られていても，精白米が圧倒的に多く消費されています。理由はおいしいからです。ふつうに卵かけや梅干しで食べるときもそうですが，すし飯などは精白米に限るのです。

欧米では全粒粉のパンもそれなりに摂取されるようですが，それは健康によいからがんばって食べているのではなく，味や食感について問題がないからでしょう。米の場合，玄米を食べるには苦労を要すると考えます。しかし，日本人の糖質摂取の中身は米が漸減し小麦が増えていますが，その小麦も精製度が高いものがひじょうに多いのです。その状況を見ると，米でも小麦でも全粒粉のものの摂取を増やす努力は必要と考えます。

精白米が単純糖質に近いのであれば砂糖と同様，摂取過剰に注意を要すべきとなります。そして砂糖と同じ仲間であれば「糖質の供給源」として両者を自由に交換してよいということになります。しかし，精白米が砂糖を含む菓子類よりも優れている面はあります。

それは「安全性」です。米については残留農薬など化学物質の関与はほとんど問題にならないですし，食物アレルギーの問題もまず，小さいものです。一方，砂糖の供給源の中心である菓子類は加工食品であって，一部のものを除い

て食品添加物など化学物質の関与を避けることは難しいのです。それゆえまったく自由に交換されるべきではないでしょう。砂糖はおいしさと脳への幸福感を与えてくれるものとして，あいまいな表現ですが「常識量」ということです。

ADAの勧告にある豆類について触れておきます。

豆類はビタミンB1と食物繊維を多く含むなど栄養学的に有用ですが，種類が多く日々の食材としても有用なものといえます。

さやいんげん，さやえんどうなどは豆類でなく野菜として扱われます。

豆類は一般に糖質と蛋白質を多く含みます。例外として大豆は糖質が少なく，蛋白質とともに脂質（リノール酸とレシチン）を多く含みます（大豆の若い種子である枝豆はその中間的な組成を持ちます）。

グリセミックインデックスについて

単純糖質は血糖値を上げやすく複合糖質は血糖値上昇が緩やかである。その度合いを計る指標があります。

摂取後2時間までの血糖値上昇の度合いをブドウ糖を基準（100）にして比較します。「グリセミックインデックス：GI」と呼ばれます。GIを決める1つの要素が食物繊維の量であって，食物繊維を多く含むほうがGIは低く，穀物では精製度が上がるほどGIは高くなります。

注目すべきことは精白米や白パンのGIがブドウ糖と変わらないことです。米飯でいうと玄米は70程度ですが白米は100です。ブドウ糖と同じなのです。ちなみに砂糖は80程度です。

精製度の低い穀類はGIが低く食後血糖値上昇抑制には有用となります。ところが江部康二医師（後述）によると，糖尿病の人では玄米でもけっこう食後血糖値上昇は大きいとのことです。

実は，GIは健常人を対象に調べたものであって糖尿病の人での情報は乏しいのです。GIの低い食品を多くとるほうが糖尿病の発症が抑制されるという報告はあっても，糖尿病の人の血糖コントロールについての恩恵は大きいとはいえないのです。

先項で「全粒粉の穀物の摂取を増やす努力をすべき」と書きました。しかし，

食物繊維やビタミンの摂取を増やすには有用であっても，食後血糖値上昇抑制のためには，穀物については精製度に関係なく摂取量を減らすよりほかないようです。

食品の調理法や組み合わせによってもGIは変わります。酢飯でGIは低く，蛋白質や脂肪とともに摂取しても（たとえばチャーハンや納豆ご飯）GIは低くなります。食物が胃から排泄される時間が延長するためです。脂肪の影響は不飽和脂肪酸よりも常温で固まる飽和脂肪酸で効果は大きいでしょう。

パスタは，使用している小麦粉の種類やその製法（圧縮する）のためと考えられますが，GIは比較的低いようです。ただし，ゆで時間が長いとGIは上昇します。

油脂の影響は糖尿病の人で大きいようです。

自身，糖尿病である渡邊昌博士は，パスタを夕食時に食べると翌朝の血糖値が上昇すると記載しています。パスタのGIが低いことよりも調理に使われた油の影響が大きいと推定します。

埼玉社会保険病院の丸山太郎医師は，油脂によるGI低下の効果は1型糖尿病の人で大きいことをパンにバターを塗る実験で示しています（バターは飽和脂肪酸リッチです）。

私は，夕食30分後くらいにときどき低血糖が起こるという1型糖尿病の人を経験しています。食事内容を聞くと脂肪の量（比率）が関係していると推定しました。通常の食事（糖質のカロリー比率60％くらいでしょう）をとるときには低血糖は起きません。しかし，脂っこいおかずにして全体のカロリーが過剰にならないように米飯を減らしたときに低血糖が起きるようなのです。

糖尿病の人では食事の中の糖質と脂肪の比率によって血糖変動のパターンがだいぶ異なってくるのです。そうすると，食事中の糖質と脂肪の比率から使用する血糖降下剤を変える必要も起こるでしょう。たとえば，超速効性インスリン注射の代わりに脂肪比率が高い食事をとるときには速効性や混合製剤を使う，というようです。

2 脂　　質

脂質

　エネルギー源である脂肪を含むカテゴリーに「脂質」があります。脂質には多数あってはたらきも多様ですがヒトの摂取する食物に関係するものは，トリグリセリド（中性脂肪），リン脂質，コレステロールの3つです。

　トリグリセリドが三大栄養素としての「脂肪」の正式名称であって，3分子の脂肪酸と1分子のグリセリンが結合してできています。

　栄養学では「油脂」という用語も用いられます。常温で固体のものを「脂」，液体のものを「油」と呼びます。それゆえ，動物脂，植物油，魚油，となります。トリグリセリドは構成する脂肪酸に飽和脂肪酸が多いと融点が上がるのです。

　トリグリセリドは貯蔵エネルギーです。脂肪細胞の中に蓄えられ，脂肪細胞が集合して脂肪組織（体脂肪）をつくります。そして，脂肪組織の容量を超えて収まらないものが肝臓や骨格筋に貯まると考えられます（異所性脂肪）。

　トリグリセリドを含め脂質は水に溶けません。血液中を移送されるときはリポ蛋白というカプセルの中にコレステロールやリン脂質と共に収納されています。エネルギーとして利用されるとき，トリグリセリドは脂肪酸とグリセリンに分解されます。脂肪酸はトリグリセリドの構成部分でなく単独で存在するとき遊離脂肪酸とも呼ばれます。

　脂肪酸は大きく5種類に分けることができます。ブドウ糖とともに直のエネルギー源ですが，多価不飽和脂肪酸は機能物質として重要なはたらきを持ちます。また，脂肪酸の種類によって動脈硬化への関わりが異なると考えられています。

　リン脂質とコレステロールは細胞膜の主要な材料です。とくに脳は神経細胞と神経線維がぎっしり詰まってできていますが，その多くは脂質でできているのです。それゆえ摂取する脂質の質は重要となります。

　リン脂質の代表がレシチンです。構造はトリグリセリドと似ていて，グリセ

リン1分子に脂肪酸2分子とコリンリン酸1分子が結合してできています。レシチンは神経伝達物質アセチルコリンの材料でもあります。肝臓への過度の脂肪蓄積を予防する作用も有します。卵黄，大豆に多く含まれ，レシチンの一部を構成するコリンは緑黄色野菜，レバーなどに多く含まれます。

コレステロールが細胞膜の材料であるほかに副腎ホルモンや性ホルモンの材料としても必須のものであることはいうまでもありません。

脂肪酸の種類

脂肪酸は，炭素原子が1列に結合した炭素鎖に1つのカルボキシル基と多数の水素原子が結合した形をとっています。炭素鎖の炭素の数は偶数個であって12～22に分布しています。

脂肪酸は大きく飽和脂肪酸と不飽和脂肪酸に分けられます。「飽和」とは水素原子をこれ以上添加できないことをいいます。「不飽和」とは，水素原子を結合できる余地があることを意味します。つまり，炭素鎖に二重結合があるとその二重結合を開いて単結合にして新たに2個の水素原子を結合させることができるのです。不飽和脂肪酸の炭素鎖には二重結合がありますが飽和脂肪酸にはありません。

不飽和脂肪酸で二重結合が1つのものは一価，2つ以上あるものは多価と呼ばれます。

飽和脂肪酸の代表がミリスチン酸とパルミチン酸，一価不飽和脂肪酸の代表がオレイン酸です。

多価不飽和脂肪酸には $n-3$ 系，$n-6$ 系の2種があります。$n-3$ 系には α リノレン酸と魚油の成分として有名な DHA，EPA があります。$n-6$ 系の代表がリノール酸です。

飽和脂肪酸は融点が高く常温で固体であって，不飽和脂肪酸は融点が低く常温で液体となります。動物脂肪は飽和脂肪酸を多く含むため常温で固体，不飽和脂肪酸を多く含む植物脂肪と魚油は常温で液体となります。

よく動物脂肪＝飽和脂肪酸と表現されることがありますが，動物脂肪を構成する脂肪酸の大部分が飽和脂肪酸ということではありません。豚脂（ラード）

でも牛脂でも約50％はオレイン酸であって飽和脂肪酸は40％程度なのです。飽和脂肪酸がもっとも多いのは乳脂肪で約3分の2を占めています。

　アブラヤシからとれるパーム油は植物油ですが，飽和脂肪酸を約40％含み組成は動物脂肪に類似しています。パーム油は外食産業の揚げ物によく使われます。

　また，魚油にはDHA，EPAが豊富といってもすべてがDHA，EPAではありません。ほぼ同量の飽和脂肪酸を含みます。

　これまでにとり上げたものの他に，食用として提供される脂肪酸に「トランス脂肪酸」があります。これは自然界に存在しなく人為的につくられたものです。20世紀の初めに，植物油，魚油に水素添加して飽和脂肪酸に転換する方法が開発されました。この新たな油は「硬化油」と呼ばれます。

　硬化油は当時の画期的な発明だったのでしょう。

　多価不飽和脂肪酸には酸化されやすいという大きな欠点があります。酸化され，過酸化脂質という有毒物質を生成します。「酸廃」ということです。「飽和化」するともう酸化しないので長持ちします。また，常温で固体になることの利点もあります。植物油，魚油を硬化油に変換する営みが大規模に行われ，石鹸やろうそくの材料だけでなくラードの代用として食用に広く使われるようになりました。マーガリンやパンやクッキーを焼くときのショートニング[*1]，外食産業での揚げ物油としても現在も利用されています。

　ところが，水素添加の際に自然界には存在しない分子構造を持つ飽和脂肪酸も生成するのです。自然界に存在する「シス配置」に対して「トランス配置」と呼ばれるものです。このトランス配置を持つ「トランス脂肪酸」は有害とされます。LDLを上げるだけでなくHDLを下げ，心筋梗塞発症のリスクを高めるという疫学データも報告されました[*2]。

　トランス脂肪酸の有害性が認識されてから，使用を制限する方向にはなっています。

　　[*1]　ショートニングの「ショート」は「短い」ではありません。ショートケーキの「ショート」です。英語で「shorten」には「脆くする」といった意味があります。小麦粉に常温で固体である「脂」をまぜて焼くと「ざっくり感」が出て食

感がよくなるのです。

*2　トランス脂肪酸については有害ではないという意見があります。有害なのは硬化油を製造するときにトランス脂肪酸とともに生成する「ジヒドロ型ビタミンK1」という副産物である，と説明されます（浜崎智仁博士，巻末参考図書）。

多価不飽和脂肪酸

　脂肪酸のはたらきはエネルギー源と細胞膜の構成物質ですが，多価不飽和脂肪酸は機能物質としても重要なはたらきを持ちます。そしてヒトの体内で合成できず必須脂肪酸と呼ばれます。

　$n-3$ 系のリノレン酸は体内で EPA, DHA に変換され，$n-6$ 系のリノール酸はアラキドン酸に変換されます。ともに脳の発育と機能に重要であって，母乳に含まれるアラキドン酸が牛乳には乏しいので添加されたものもつくられています。

　$n-3$ 系脂肪酸に抗動脈硬化作用があることは有名です。魚，アザラシを大量消費するイヌイットで心筋梗塞の罹患が低いことをきっかけに発見されました。血管内皮細胞の機能改善，血栓生成の予防という作用を有します。心臓突然死の原因となる危険な不整脈の予防にも有用とのことです。また，$n-3$ 系脂肪酸は精神神経系にも有用との報告が多くあります。うつ病の治療に有用で攻撃性を制御する作用もあるようです。

　一方，$n-6$ 系脂肪酸は炎症に関わるプロスタグランディン産生のもとになります。血栓形成，炎症惹起といった作用を持つので脳梗塞や心筋梗塞の原因となります。さらにはアレルギー反応にも関係します。

　1つ重要なことがあります。$n-3$ 系と $n-6$ 系脂肪酸にはシーソーの関係があって，$n-6$ 系は $n-3$ 系の作用を抑制するのです。

　$n-6$ 系脂肪酸は必須脂肪酸であっても摂取過剰に注意を要します。せっかく魚を食べて $n-3$ 系脂肪酸を摂取してもその効果が減じてしまうのです。必須脂肪酸としての必要量は摂取総エネルギーの1％程度だそうですが，実際にはその10倍近くが摂取されているようです。

　多価不飽和脂肪酸についてもう1つ重要なものがあります。過酸化脂質です。

先にも触れましたが，多価不飽和脂肪酸は時間の経過とともに酸化され変質し有害になるのです。胸焼け，胃もたれ，嘔吐，下痢の原因となります。古い油や保存状態の悪い油には注意が必要です。そして，脂肪の酸化は高温で進行しやすくなるので魚は生で食べるのがもっともよくなります。

脂肪酸と動脈硬化

　脂肪酸はその種類によって動脈硬化症への関わり方が異なると考えられています。それは1950年頃に米国で「心筋梗塞のリスク要因として血清コレステロール高値が重要であって，その要因に動物脂肪摂取の関与が大きい」という学説の提唱に始まります。その後，コレステロールはLDLとHDLに分けられ，LDLがいわゆる悪玉でHDLが善玉，ということです。

　飽和脂肪酸はLDLとHDLをともに上げる，$n-6$系不飽和脂肪酸はともに下げる，一価不飽和脂肪酸はLDLを下げHDLは下げない，トランス脂肪酸はLDLを上げHDLを下げる，とされます。

　LDL，HDLに与える影響から評価すると一価不飽和脂肪酸は無害，飽和脂肪酸と$n-6$系不飽和脂肪酸は悪玉でトランス脂肪酸は超悪玉，となるのでしょう。抗動脈硬化作用を持つとされる$n-3$系脂肪酸については情報が乏しいようです。米国では魚の摂取が少なかったためでしょうか。

　ところで，LDL，HDLはコレステロールを略しているのです。本当はLDLでなくてLDLコレステロールです。LDLは「低密度リポ蛋白」，HDLは「高密度リポ蛋白」の英語頭文字です。

　話は少し複雑です。脂質は水に溶けないのでそのままでは血液中を遊泳できず移送されません。そこで親水性の蛋白質でできたパッケージの中に収められるのです。コレステロールを収めたパッケージ全体をリポ蛋白と呼びます。そしてLDLコレステロールとはLDLの中に含まれるコレステロールを意味するのです。

　リポ蛋白はコレステロールを運搬するトラックです。LDLは肝臓から全身の細胞にコレステロールを運び，HDLは余ったコレステロールを肝臓に戻します。もちろん運搬経路は血管です。そして運搬途中に事故が起こって（積荷

過剰で荷崩れする？）動脈硬化の原因になる，というイメージでしょうか。

　ADA（米国糖尿病学会）の食事勧告は伝統的に飽和脂肪酸とコレステロール摂取をきびしく制限してきました。そして日本の大勢もその考えかたを受け入れてきました。

　ただし，脂質栄養の研究者からは反論がなされています。

　「血清コレステロール高値と虚血性心疾患の間には因果関係はなく動物脂肪は無害である。悪い脂肪は炎症性プロスタグランディンの材料になる $n-6$ 系脂肪酸である。$n-6$ 系脂肪酸と拮抗する $n-3$ 系脂肪酸の不足の関与は大きい。そして，そもそもコレステロールは不足するとうつ病やアルツハイマー病の増加，癌の増加を引き起こすし寿命の短縮につながる」と厳しく主張しています（浜崎博士）。

　旧く提出された学説が半世紀を過ぎても白黒が決着せず正反対の意見の対立があることに驚きを感じます。ただし近年，飽和脂肪酸はインスリン抵抗性や動脈硬化巣の生成過程で認められる炎症を増強させるという実験報告が多数あるようです。これはコレステロールを介さない作用ですが，少なくとも飽和脂肪酸を無制限に無害とはできないことになります。

　飽和脂肪酸の「是非」は糖尿病の食事療養にも大きく関わることです。

　飽和脂肪酸を減らすと（獣肉でも鶏肉でも飽和脂肪酸よりも一価不飽和脂肪酸を多く含むので）一価不飽和脂肪酸の摂取も大きく減ります。しかし代替として $n-6$ 系脂肪酸を増やすわけにはいきません。また，$n-3$ 系脂肪酸は脂の乗った魚にたくさん含まれているといっても 1 食分せいぜい数グラムであって，他の脂肪酸にくらべ量的には少ないのです。オリーブ油をふんだんに使う食事を選択する道もありますが日本人の嗜好に合うでしょうか。もうひとつ揚げ物を増やす道については，酸化の問題に加えて揚げ油に $n-6$ 系脂肪酸や硬化油が使われることも多く「是」とはできないのです。

　それゆえ日本人的な解決策は「糖質を増やす」ということになるのです。もちろんそれは，食後血糖値を上げることになるので好ましくありません。

　では，どのように対応すべきでしょうか。飽和脂肪酸に強い毒性があって摂取をきびしく控えるべきというのではなく，摂取過剰に問題がありうるという

ことです。そうであれば，一定の摂取基準を設けてそれを大きく超えないようにすればよいのです。

　厚生労働省の示す摂取基準は一日の摂取カロリーの7％以下としています。そして，日本人の摂取量の平均はこれより少し多い程度なのです。私は，現状を半ば追認するかたちで7〜10％でどうかという印象を持ちます。このくらいに摂取すれば糖質摂取過剰もまあまあ抑制できるということが理由です。

　注意すべきは「平均」だけでものを言ってはいけないことです。なかには米国人なみに飽和脂肪酸を大量摂取している人もいるでしょう。反対に摂取不足の人も多く，そのような人では糖質摂取過剰であって通常，動物性蛋白の摂取も不足しているのです。

コレステロール

　近年ではLDLコレステロールの量だけでなくLDLの質的異常，つまりコレステロールを輸送するリポ蛋白の構造や組成の異常，も注目されています。コレステロールはパッケージ化されて血液中を浮遊しているので，血糖値などとは異なって，血液中のコレステロール全体量をLDL，HDL別に測定するだけでは病態の把握に十分には近づけないのでは，という推定はできます。

　LDLの質的異常の代表がsmall dense LDL（小型で高比重のLDL，コレステロールの含量が少なく，その分サイズが小さくなる）です。次のように説明されます。

　「LDLはコレステロールの送り先である全身の細胞のLDL受容体に結合し荷（コレステロール）を降ろすが，small dense LDLは受容体に結合しにくく血中滞在時間が延長する。その間に酸化されやすくなる。small dense LDLは酸化を防止するビタミンEを多く含まないことも重要である。酸化されたLDLこそ「異物」であって，マクロファージの餌食になり動脈硬化巣形成の原因になる。」

　食事で摂取するコレステロールを減らすと血液中のコレステロールは低下するのでしょうか。

　コレステロールは食事で摂取されるものが40％，体内でつくられるものが

60％とされています。そして，食事で摂取される量が増えると体内でつくられる量が減り，食事で摂取される量が減ると体内でつくられる量は増えるしくみになっています。そうすると，食事でコレステロールを大量に摂取している人を除いて，食事コレステロールを減らしても，血清コレステロールに与える影響は小さいことになります。

　実際，米国の大規模研究で，コレステロール摂取量と心筋梗塞の発症率には関連が認められないということが報告されました。

　コレステロールをたくさん摂取すると，LDL コレステロールは少しだけ増加し同時に HDL コレステロールも少し増加する，そして，先に説明した small dense LDL は増えないとのことです（動脈硬化予防 Vol.5, No.2, p.66, 2006 年）。

　食事コレステロールと血清コレステロールは区別して扱う必要があるのです。

　small dense LDL は，高トリグリセリド血症やインスリン抵抗性が強いと増加するとされます。つまり，食事の問題は摂取エネルギーの過剰ということになります。

　米国の勧告は，コレステロール摂取を 200 mg 以下と厳しくしていますがなぜでしょう。日本の摂取基準では，成人で男 750，女 600 とされています。実際のコレステロールの摂取も日本のほうが米国よりも約 100 mg 多いとのことです。そして，コレステロールの摂取が少ない米国のほうが心筋梗塞の発症は多いのです。

　鶏卵はコレステロールを多く含む食品の代表として知られ敬遠されがちなところもあります。鶏卵 1 個に 250 mg 含まれますが，日本の摂取基準に従えば，1 日 2 個食べてもよいことになります。鶏卵は栄養素の宝庫であって，コレステロール以外にも他の栄養素，たとえばレシチンと良質の蛋白質（必須アミノ酸）を豊富に含むことを忘れてはなりません。

3 蛋白質

　蛋白質は多数のアミノ酸が結合したものです。生体における必須の役割は構成物質，機能物質としてのものですが，余剰のものはエネルギー源として利用されます。摂取エネルギーが過剰であればトリグリセリドに変換，貯蔵され，糖質の不足があればブドウ糖へ変換されます。摂取エネルギー不足の状況では，体を構成する蛋白質が分解されブドウ糖に変換されます。

　蛋白質は，脂質（リン脂質，コレステロール）と並ぶ生体の構成物質です。ヒトは主に蛋白質と脂質でできているのです。機能物質としては，細胞のはたらきを維持する無数の酵素，そして，ホルモンの多くや受容体も蛋白質です。また，ドーパミンやセロトニンなどの神経伝達物質はアミノ酸を基につくられます。

　アミノ酸は蛋白質を構成する基本の部品ですが，ヒトは必要なアミノ酸すべてを体内で合成することができません。必須アミノ酸と呼ばれ食物から摂取する必要があります。

　食品が必須アミノ酸をどれだけ充足できるかという目安がアミノ酸スコアです。アミノ酸スコアは動物蛋白がすぐれていて植物蛋白は今ひとつです。肉や魚，卵のアミノ酸スコアは100，一方，米は64，小麦はさらに低値です。大豆は「畑の肉」ともいわれますが86です。

　穀物蛋白ではリジンの不足が中心です。リジンは動物の成長に欠かせないものであって，飼料穀物には化学合成されたリジンが添加されているとのことです。

　蛋白質摂取量の推奨値は各国だいたい一致していて，体重1kgあたり1.0〜1.2g程度となっています。これは新陳代謝をまかなえる量ということでしょう。体内の構成蛋白質は日々一定量，新しいものと入れ替わっています。その分だけ蛋白質を摂取すればよいという理屈です。

　測定は次の原理によります。

　①蛋白質（アミノ酸）が窒素原子を含むことを利用する。古い構成蛋白質は

分解されて，含まれる窒素は尿中に排泄される。また，摂取した食事蛋白質で吸収されないものは糞便中に排泄される。

②生体はブドウ糖と脂肪酸を貯蔵できるが蛋白質は貯蔵できない。そのため過剰に蛋白質を摂取するとその分だけ窒素排泄量が増加する。

蛋白質摂取量と消費量（新陳代謝に必要な分）がマッチしている状態を「窒素平衡」と呼びます。

もっとも，蛋白質の質が低い，つまり必須アミノ酸の含有量が少ないと，摂取しても無駄になるアミノ酸が多くその分，窒素排泄も増える理屈となります。それゆえ，摂取する蛋白質の質は重要となります。

高齢化社会進行中の日本において高齢者の栄養不足は問題になりますが，その中で総エネルギーは足りていても蛋白質摂取が不足している人口も多いようです。蛋白質摂取低下によって筋力の低下，易骨折性が起こり血管の老化も進行します。質のよい蛋白質の摂取は高齢者において1つの重要な課題であると考えます。

蛋白質の摂取が多いと，構成物質，機能物質として余剰のものはエネルギー化されますが，カルシウムの尿中排泄の増加や高窒素血症など代謝異常が出現するリスクがあるようです。蛋白質摂取の上限は体重1kgあたり2.0gとされています（渡邊昌著，『栄養学原論』）。

もっとも懸念されることは腎機能障害でしょう。蛋白質は糸球体ろ過圧を上げて腎臓に負担をかけます。腎機能障害があれば蛋白質摂取の制限が必要となります。

第11章
糖質と脂肪ではどちらが問題か

　前章で見たように，三大栄養素の中で蛋白質は一義的には体の構成栄養素であって，余剰があるときと糖質の不足があるときにはエネルギー源となります。そして，食の供給の中で糖質と脂肪がカロリー的に多くを占めるのです。そうすると，糖質と脂肪の両者を合わせてエネルギー源としての「二大栄養素」と呼んでもよさそうです。

　さて，長年，「糖質 対 脂肪」について，動脈硬化症，肥満の観点から熱く議論が展開されてきました。動脈硬化症は糖尿病の重大な合併症であって，肥満はインスリン抵抗性をもたらします。

　糖尿病食事療法において，「糖質 対 脂肪」の問題は非常に重要なのです。

1　糖質と脂肪のカロリー比率の問題

　各国において疫学研究，食文化などを基として三大栄養素の比率はさまざまに推奨されてきましたが，蛋白質についてはいつの時代でも体重1kgあたり1.0～1.2gと概ね固定していて，問題になるのは糖質と脂肪の比率でありました。

　日本糖尿病学会の「糖尿病治療ガイド」には三大栄養素の基本配分（カロリー換算）を糖質50～60％，蛋白質を標準体重1kgあたり1.0～1.2g，残りを脂肪でとるように提示されています。標準体重1kgあたりのカロリーを30kcalとすると蛋白質13～16％，脂肪は24～37％と計算されます（糖質4kcal/g，蛋白質4kcal/g，脂肪9kcal/gとして計算）。

この比率は過去何十年間も変わってないようです。そしてこれはエビデンスではなくコンセンサスとなっています。コンセンサスに至った経緯については十分な説明がなされてはいないようです。

論理的説明が必要です。考察の材料になると考えられるものを挙げてみます。

①糖尿病治療においては，近年，動脈硬化性疾患の予防が重視されています。血糖コントロールの要点は「食後血糖値上昇の抑制」とインスリン抵抗性増強の原因となる「体脂肪過剰（肥満）の抑制」と捉えることができます。それに対する食事内容は，前者については血糖値を上昇させる本体である糖質をなるべく減らす，つまり「糖質制限」となります。一方，後者については「高脂肪食」が原因であるという考えが歴史的に優勢でした。治療食としては「脂肪制限＝高糖質」となって「糖質制限」とは相容れないものであります。

ところが 20 年ほど前からは，肥満の原因は「高糖質食」であるという意見も勢力を得てきました。それで「糖質か，脂肪か」ということに関心が持たれ，欧米中心に多数の比較試験が行われたと推定します。2006 年に発表されたメタアナリシス（Arch Intern Med 166：285-293, 2006）では試験開始 6ヶ月間では糖質制限が有利でも 1 年後では差がなくなるという結果でした。しかし，2008 年に発表された Shai 博士の研究（N Engl J Med 369：229-241, 2008）は 2 年の期間で糖質制限に軍配を上げています。

②動脈硬化症については伝統的にコレステロールが重視されてきました。食事との関連では LDL コレステロール高値には飽和脂肪酸摂取過剰が問題とされました。

また，近年，血中トリグリセリド高値が動脈硬化症進行に関与すると考えられています。血中トリグリセリド高値は HDL コレステロールを低下させます。そして，LDL については質が重要（低密度のものが酸化されやすい）ですが，同様に血中トリグリセリドの関与がありそうです。そして，血中トリグリセリドは高糖質食で上昇しやすい，との指摘があります。

③食文化も重要です。日本人は長年，穀物をたくさん摂取してきましたが戦後「食の欧米化」によって脂肪，とくに動物脂肪の摂取が急増しました。そのことと糖尿病人口増加は関連しているのでしょうか。

日本人の糖質と脂肪摂取の歴史的推移を概観しておきます。

昭和30年（1955年）以前，摂取総カロリーに占める糖質の比率は80％を越えていました。昭和30年でも糖質の比率は80％で脂肪はわずか7％でした。その後，脂肪摂取が急速に増え昭和57年（1982年）には糖質61％，脂肪24％となりました。

この比率は後述する1986年の米国糖尿病学会（ADA）の勧告に近いものです。脂肪摂取を減らす米国の方針と欧米食を取り入れた日本の食生活のスタイルが偶然に一致した，と見るべきでしょう。

日本人の糖質と脂肪摂取の比率は，その後大きな変化はないようです。脂肪摂取，動物脂肪摂取はせいぜい微増です。そして米の摂取は減っても加工食品での糖質摂取が増加していて，糖質摂取の比率はトータルではそれほど減ってないようです。

一方，糖尿病人口の増加は1980年代以降も持続しているのです。

糖質と脂肪のカロリー比率について考察の材料となりそうなものを3点挙げてみました。けっこう複雑な問題であるようです。

2　米国糖尿病学会の食事勧告の変遷

日本とは異なりADAの食事勧告は時代と共に変遷しています。

インスリンが発見されて1920年代に臨床使用が開始される以前は，飢餓食が推奨されました。その後カロリー制限は緩められ，最初は高度の低糖質，高脂肪食が推奨されましたが，徐々に脂肪を減らし糖質を増やす方向へ推移しました。そして1986年の勧告では糖質55〜60％，脂肪30％以下となりました。

このように変化した理由はなんであったでしょうか。

インスリンの臨床使用開始後，厳しいカロリー制限，糖質制限が緩められたのは自然のことと考えます。その後においてはADAの関心の中心は心筋梗塞と肥満にあったと考えられます。

米国の心筋梗塞の罹患は日本よりずっと多いのですが，1940〜50年代に疫

学調査や動物実験から，血清コレステロール高値が心筋梗塞発症と関係していて，飽和脂肪酸の多い食事が血清コレステロールを上昇させ，一方，植物脂肪は低下させると考えられるようになりました。動物脂肪摂取を減らして糖質と植物脂肪を増やすことが推奨されました。

ところで当時の米国において植物脂肪とはリノール酸であったのです。現在よい油の代表とされるオレイン酸を豊富に含むオリーブ油は地中海地域で使用されていましたが，米国の関心の外にありました。オリーブの栽培には手間と労力を要します。一方，リノール酸の原料となるとうもろこしや紅花は大規模農法が可能であってまさに米国的です。植物油＝リノール酸の使用は活発な企業活動もあって急速に増加し，摂取エネルギーの10％超となったのでしょう。P/S比（Pは多価，Sは飽和の頭文字）という概念が導入されP/S比を上げる食事が推奨もされました。

しかしその後，リノール酸の欠点が明らかになってきました。

前章で見たようにコレステロールは血液中ではリポ蛋白内に収まっていて，LDLとHDLを区別する必要があることがわかってきました。そしてリノール酸は血清コレステロールを下げますが，LDLコレステロールだけでなくHDLコレステロールも下げてしまうのです。また，リノール酸は必須脂肪酸ですが，摂取量が多いとアレルギーや血栓形成，炎症惹起に関係するプロスタグランディンの産生を増やすリスクがあります。さらに，酸化されやすいため生体に有害な過酸化物を生成するリスクもあります。

リノール酸神話はくずれることになりました。そしてその後，看過されていたオレイン酸の価値が認識されることになりました。きっかけは1970年代になって地中海沿岸地方において心血管疾患の発症が少ないことが注目されるようになったことです。地中海地域の食事では獣肉より魚介や鶏肉を多く使用し，根菜や緑色の野菜も多く使用します。そのことにも利点はあるのでしょうが，オリーブ油を多く使用することが大きな特徴です。オリーブ油の主成分である一価不飽和脂肪酸のオレイン酸は，LDLコレステロールを少し下げる一方，HDLコレステロールに与える影響は小さく，また，リノール酸のように酸化されやすくはないのです。

そのような事情を背景に，印象的な 1994 年の ADA の勧告が生まれたと推定します。それは「飽和脂肪酸を 10％以下，多価不飽和脂肪酸を 10％以下，糖質と一価不飽和脂肪酸で 60〜70％を摂取する」という内容です。

　飽和脂肪酸を減らす代替は糖質あるいは植物脂肪ですが，植物脂肪としてリノール酸よりもオレイン酸の優位を高く認めたのです。

　しかしながら「糖質と一価不飽和脂肪酸で 60〜70％」とは大胆かつアバウトです。糖質を 50〜60％にすれば，一価不飽和脂肪酸は 10％程度と多くはないですが，糖質を 30〜40％に制限すれば一価不飽和脂肪酸は 20〜30％となります。

　一価不飽和脂肪酸は獣肉から相当量を摂取できますが，飽和脂肪酸の摂取も増えてしまいます。多量の一価不飽和脂肪酸の摂取を推奨した背景には確保のめどがたったこともあるでしょう。それはオリーブでなくキャノーラです。キャノーラ（別名，西洋あぶらな）はオリーブほどでないけれどオレイン酸を多く含み，大規模栽培が可能なのです。米国内で企業的対応が準備され実現されました。日本のスーパーマーケットでも現在ではキャノーラ油が席捲しています（紅花油も品種改良されてオレイン酸リッチのものが出回っています）。

　「糖質と一価不飽和脂肪酸で 60〜70％」という表現の背後には，糖質か脂肪かでためらいもあったのでしょう。

　当時，高糖質食（糖質 55％，脂肪 30％）と一価不飽和脂肪酸を増やした高脂肪食（糖質 40％，脂肪 45％，そのうち一価不飽和脂肪酸 25％）を比較する試験が行われています（JAMA 221：1421-1428，1994）。結果は LDL，HDL コレステロールについては両者に差はなかったのですが，トリグリセリド（中性脂肪）は高脂肪食において低値であって，食後血糖値も高脂肪食で有意に抑制されました。一価不飽和脂肪酸の多い高脂肪食のほうが高糖質食よりすぐれているという結果です。

　それでも ADA は糖質を優遇したかったのでしょうか。勧告は「高脂肪食では体重が増えやすい」と懸念しました。体重減量が必要であれば高糖質食が良いとしたのです。

　ADA の勧告は，その後 2 年毎くらいに改訂されています。米国の肥満人口

は戦後増加傾向にはありましたが 1980 年代以降は急増に転化し，まさに肥満大国となりました。肥満は糖尿病の発症および管理不良の大きな原因となるので ADA の肥満に対する関心も当然，大きくなります。2006 年の勧告では肥満の問題が第一の項目に挙げられました。

勧告の内容は次のようです。

「肥満があれば 7％の体重減量を目指し，そのために週 150 分の運動とエネルギー摂取，脂肪摂取の制限を行う」としています。脂肪摂取を「摂取カロリ全体の 30％以下に制限」とあります。「糖質と一価不飽和脂肪酸で 60〜70％」という表現は消えています。減少しない心筋梗塞の予防のために，飽和脂肪酸については「7％以下」と 1994 年の勧告より厳しくなっています。

米国は肥満の原因について脂肪を「悪者」にしてきました。しかし，きちんとした根拠があったのでしょうか。「脂肪は高カロリー」ということだけでしょうか。あるいは，「アジア諸国では肥満が多くないが伝統的に食事は低脂肪で高糖質である」ということでしょうか。

前節で紹介したように「肥満に対し糖質と脂肪，どちらの制限が有用か」について多数の介入試験の結果は「少なくとも短期的には糖質制限が有用」でした。

この結果を受けたためか，2008 年の ADA 勧告では「脂肪摂取を減らす」は残っていますが「脂肪 30％以下」の記述は消えています。脂肪制限についてトーンダウンしたことになります。そして「体重減量のためには伝統的に脂肪制限が推奨されてきたが，三大栄養素の理想の分配は確立されていない」とあります（傍点は引用者）。さらに「理想の分配は個々人をとりまく状況で異なる」，「体重管理に重要なのは摂取総カロリーである」，「血清脂質，腎機能等を考慮する」，そして，糖質については「カーボカウントや交換表を利用して管理する」，「GI の低い食べ物を選択することを推奨する」といった内容となっています。

「脂肪制限」が正しくなかったとはいっていないし「糖質摂取推奨」が有害であったともいっていません。しかし「糖質制限」を容認する方向には向かっているのでしょう。

3 脂肪と糖質，どちらが太りやすいか

　米国では，精力的に脂肪摂取制限が推進されたにもかかわらず，肥満人口増加は1980年代以降，急増に転化しました。その理由はどこにあったのでしょうか。バーンスタイン医師の著書にはそのあたりの事情への言及があります。概要は次のようです。

　「米国の肥満人口は1980年代から急増に転化したが，当時，NIH（国立衛生研究所）によって「脂肪制限，糖質推奨」の大々的キャンペーンが行われ，その同じ時期に低脂肪，高糖質の工業食品を生産，販売する会社がたくさん起業した。そして，脂肪が肥満の原因であるとする科学データが発見されることが期待されたが，ついに空振りに終わった。」

　「肥満の原因＝脂肪摂取過剰」という考えで「脂肪制限」を提唱していたが改善不十分ということで「糖質推奨」を追加した，そうしたら肥満人口は急増した，ということです。

　私はこの説明には説得力があると考えます。

　また柴田博博士は，「イタリアではパスタをたくさん食べる人は太っているけれど肉や魚を多く食べる人はそうでもない」と記しています。

　これらの意見は「社会観察」によるに過ぎないものであって介入試験による確かなエビデンスがないと認めない，という立場をとる人も多いでしょう。しかしエビデンスを得にくい分野があるのです。健康や疾患に与える影響については「食」は「薬」に比べるとエビデンスを得ることがずっと難しいのです。

　そういう事情がある中，前々節でとりあげたShai博士の研究は健闘したものと考えます。論文から私が把握したところは主に次のようです。

　①研究参加者を施設に長期間収容するなどして糖質制限あるいは脂肪制限の食事を確実に提供したのではなく，参加者に食事の説明をして自助努力で調達することを求めている。つまり，「糖質，脂肪のどちらが生物学的に肥満に大きく寄与するか」よりも「糖質，脂肪のどちらを意識して食事制限するほうが体重減量に有用か」を見た研究である。

②脂肪制限，糖質制限ともに体重減量に成功している。つまりエネルギー供給の二大栄養素である糖質と脂肪のどちらを意識して食事制限しても体重減量に有用である。ただし，その効果は糖質制限で大きい。

③体重は試験開始半年後まで大きく減少したが，その後は徐々に増加した。1年を過ぎるとなんとか増加を食い止めている印象である。また，糖質制限のグループでは厳しい糖質制限が目標とされたが，実際に達成できた程度は6ヶ月以降ではカロリー比率で40％程度に過ぎなかった（脂肪制限グループでは50％）。

以上のことを受け，私は次のように考察をしました。

①「糖質，脂肪のどちらが生物学的に肥満に大きく寄与するか」という問題の検討であれば，たとえば，ブドウ糖の不足があるときにアミノ酸やグリセリンからブドウ糖が合成されるのにエネルギーを要する，余剰のブドウ糖があるときトリグリセリドに変換して貯蔵するのにエネルギーを要する，といった問題を考察することになります。しかし，大脳皮質の発達した人間では，「食」と肥満の関係は，生物学的観点よりも嗜好や食習慣，食の供給に大きく関わる問題と考えるべきです。それゆえ「現在の社会の中で糖質と脂肪のどちらが摂取過剰の原因になりえるか」という問いが意味あるものになるでしょう。

②糖質と脂肪のどちらか一方の制限が体重減量に有用ということは，糖質と脂肪ともにリッチの食品は体重増加への寄与が大きいということです。

それらの代表はファーストフードや菓子類に属するものです。菓子パン，ポテトチップス，ホットドッグ，ハンバーガー，アイスクリーム，ケーキ，フライドポテト，など。おおざっぱでも魅惑的な味で，軟らかくたくさん食べられ，しかも安い。「はまって」しまう人もたくさんいるでしょう。これらの食品の特徴として低繊維（つまり野菜が少ない）で低蛋白のものが多いことに留意すべきです（チャーハンや揚げ物＋米飯も同類ということになります）。

③強力な介入を試みても行動変容に結果しません。緩やかな介入を試みるべきです。Shai博士の研究では地中海食も試されていて，もっとも無理がない体重減量カーブを得ています。つまり，欧米人には地中海食は受け入れやすい

のでは，と推定されます。そうすると，日本でも日本人にあった（日本の食文化と食の供給の現状にあった）方針を検討すべきことになります。

　これまで見たように，肥満の原因は脂肪よりも糖質に求めることが妥当のようです。それはこれまでの常識からは意外なことかもしれません。日本でも多くの人が肥満の原因は脂肪と思っているようです。そして，「食」と肥満の関係は，生物学的問題よりも嗜好や食習慣，食の供給に関わる問題です。それゆえ，私たちをとりまく「食の環境」の中で高脂肪の食べものを当たってみることになります。

4　食べ物に含まれる脂肪（油脂）について

肉について考える
　高脂肪の食べものにはなにがあるでしょうか。
　食材としては肉類とその加工食品（ともに全部ではありません），卵（黄身），魚の一部，アーモンド，バター，調理油くらいです。あとは油脂を使って調理された料理と菓子類です。
　卵はコレステロールを気にする考えから摂取過剰ということは起こりにくいでしょう。魚とアーモンドの油は健康によいとされる $n-3$ 系脂肪酸が中心です。また，両方とも「食べすぎ」ということが起こりやすい食品ではないと考えます。
　肉（獣肉）はよくないと考える人も多いようですが，宗教的な理由であれば別ですが健康上の理由であればその根拠が明らかにされなければなりません。栄養成分に問題があるのでしょうか。①高脂肪で高カロリーである，②脂肪の中でも飽和脂肪酸を多く含む，ということでしょうか。
　食品成分表（5訂増補）から，肉類の栄養成分について一部抜粋しました（表1）。
　和牛のサーロインステーキと豚バラはなかなか高脂肪，高飽和脂肪酸です。

第11章 糖質と脂肪ではどちらが問題か

表1 肉類100gあたりのカロリーと脂肪，蛋白質量

	カロリー (kcal)	重量 (g)				
		脂肪	蛋白質	飽和	一価	多価
和牛サーロイン	456	42.5	12.9	14.6	22.3	1.0
和牛ヒレ	223	15.0	19.1	5.8	6.9	0.5
和牛肩ロース脂身つき	411	37.4	13.8	12.2	20.2	1.1
和牛もも脂身なし	220	14.2	19.8	4.6	7.2	0.5
輸入牛サーロイン	238	16.5	19.1	7.4	6.5	0.3
輸入牛ヒレ	133	4.8	20.5	2.0	1.8	0.3
豚ロース脂身なし	202	11.9	21.1	4.7	4.8	1.3
豚ロース脂身つき	263	19.2	19.3	7.8	7.7	2.2
豚ロース赤肉	150	5.6	22.7	2.0	2.4	0.5
豚ロース脂身	740	76.3	5.1	32	30	9.5
豚ヒレ	115	1.9	22.8	0.6	0.6	0.2
豚バラ	386	34.5	14.2	13.0	14.8	4.0
鳥もも皮つき	253	17.3	19.1	5.7	9.0	2.8
鳥もも皮なし	138	4.8	22.0	1.0	1.9	1.1
ロースハム	196	13.9	16.5	4.5	5.7	1.4
ウインナー	321	28.5	13.2	10.1	12.7	3.5

注意：それぞれ一例を示したものであって，すべてが表のとおりではありません。たとえば，すべての和牛サーロインが表に示す組成であるのではなく，一例がそのようである，ということです。

　和牛サーロインを100g食すると脂肪383kcalで，一日の摂取カロリーが1800kcalの人では他に一切脂肪をとらなくても脂肪のカロリー比率21.3％であって，飽和脂肪酸についてはカロリー比率7.3％と計算され推奨値7％以下を超えています。

　もっともこれは肉を生で食した場合です。焼けば脂肪は湧出してある程度減ります。それでもステーキ1食分は通常200～250gでしょうから，ステーキ1食分だけで脂肪，飽和脂肪酸量はけっこう多く，頻繁に食べるべきではないことになります。豚バラも高飽和脂肪酸でたくさん食べることはできません。調理の際に脂を減らす工夫も必要でしょう。

　しかし，牛，豚肉では脂身の少ない部位では脂肪，飽和脂肪酸量ともに多いとはいえず，毎日200g程度食べても問題ないことになります。鳥肉では皮に脂肪が多く含まれますが，飽和脂肪酸よりも一価不飽和脂肪酸がずっと多いことがわかります。加工食品であるウインナーは食品添加物の問題もありますが，けっこう高飽和脂肪酸でもあります。

牛肉，豚肉は50～70％が水分で三大栄養素のうち糖質はわずかです。赤肉と脂身に分けると赤肉には蛋白質が豊富で脂肪の4～5倍の重量，脂身はもちろん脂肪が豊富で蛋白質の約10倍以上の重量となります。つまり脂身≒脂肪（油脂）であって赤肉≒蛋白質なのです（いうまでもない当たりまえのことです）。
　脂肪摂取過剰を抑制するためには脂身に注意すればよいのです。そして，動物脂肪＝飽和脂肪酸，ではなく飽和脂肪酸よりも一価不飽和脂肪酸のほうが多く含まれているものも多いことに注目すべきです。
　一方，赤肉は脂肪の含有は少なく良質の蛋白源なのです。
　戦後，食の欧米化≒獣肉の摂取増加≒飽和脂肪酸摂取の増加→動脈硬化性疾患の増加，と考える人も多いようですが，獣肉の摂取増加≒良質の蛋白質摂取増加，の側面も忘れてはいけません。
　脳出血が減って短かった平均寿命が飛躍的に伸び，青少年の体位も向上しました。良質の蛋白質が骨格をつくり血管を丈夫にする，という説明に私は与します。かつて長寿を誇った沖縄では煮込んで脂を減らしましたが豚肉を豊富に食していました。納得のいく話です。
　脂肪が多く高カロリーだから獣肉はよくない，と考えるのは正しくありません。脂身は高カロリーでも赤肉は高蛋白質で水分を多く含み低カロリーなのです。脂身に注意すれば飽和脂肪酸の摂取過剰になるとはいえないのです。

揚げ物，炒め物

　肉は必ずしも高脂肪ではありませんが，多くの日本人の好物である揚げ物は基本的に高脂肪です。
　「ころも」に油が吸収され高カロリーであって要注意とされます。「ころも」の量は自在に変えられるところもありますが，どれくらい油が吸収されるかの1つの目安があります。

　　なす75gの素揚げ→10.3g
　　えび25gのてんぷら→2.6g
　　かき揚げ20g→7.0g
　　肉100gのフライ→12.6g

（女子栄養大学出版部『調理のためのベーシックデータ』）

吸収される油脂の量は少なくなくカロリーは大きく増加します。

なすはスポンジのように油脂を吸収するため，かき揚げは表面積が大きいために油脂の吸収量も大きく，ともに揚げるとカロリーは大きく跳ね上がります。

「てんぷらの盛り合わせ」はなかなかの高脂肪食となります。

肉100gのフライでは12.6gの油脂を吸収するとあります。具材100gあたりパン粉20g使うとすると，揚げることによってカロリーはプラス200kcal弱となります。この数値は揚げ物のカロリーを概算するときの1つの目安にできるでしょう。

炒め物やシチュー，カレーにも油脂は使われます。

使う油の量は調理する人の匙かげんにもよりますが，野菜炒めに一人前大さじ1杯20gとすると180kcal，具材100gのフライの「ころも」と同等のカロリーです。

火を通した油脂の効果：満腹感を与える

油脂の「脂っこさ」は加熱する（火を通す）と増強してはっきりしたものになります。

牛肉でもハムでも生で食べるとそれほど脂っこくないですが，焼くと表情が一変します。中の脂が湧出して熱いうちはさらさらとした感じで表面をコートします。ここちよい脂っこさもあって食欲をそそりますが，食べると胃の中で冷めて固まります。そして，いっしょに食べた他の食べ物とからみ合うため消化管の通過時間は長くなり，それは満腹感を出すことになります。

植物油もドレッシングとして使うとあっさりしていますが，揚げ物油に使用すると小麦粉やパン粉とからみ合って具材をコートして脂っこさを出します。油の一部が酸化することにも意味があるかもしれません。適度の脂っこさを伴って熱くからっと仕上がっていると，食べるとき食感はよくおいしいのですが，胃の中に入った後はけっこうヘビーなものになるのです。

加熱した油脂には2つ，要点があることになります。

「脂っこさ」と「消化管への負担」です。

「脂っこさ」においしさを感じるわけですが，あまり程度が強いとげんなりしてしまいます。揚げ物をたくさん揚げていると，油のにおいに負けてしまって食欲が低下することがあります。

そして「消化管への負担」です。消化吸収に時間がかかり，満腹感を与えます。

そうすると，加熱した油脂をたくさん食べることは容易ではないのではないでしょうか。

イヌイットはアザラシを丸ごとむだなく食に利用するようですが，基本的に肉を生で食べるそうです。焼くと脂っこくてたくさんは食べられないのです。

しかし，現代人は油脂を基本的に加熱して食するのです。そして「脂っこさ」という「おいしさ」と「げんなり」のせめぎ合うところの食感を味わっているともいえます。

獣肉食の伝統が長い欧米人ではともかく，歴史の短い日本人では加熱した油脂をたくさん食べることは困難なのではないでしょうか。

もちろん，「鍛える」ということは可能であって，脂っこいものをたくさん食べることを習慣づければけっこう食べられるようになるかもしれません。しかしそのような「体質変革」が好ましいものとは考えられません。過剰摂取に陥らないようにどこかで線を引くのが賢明と考えます。

ついでにひとつ言及しておきます。

患者さんから「脂っこいものを食べると血糖値が高くなってなかなか下がらない」ということをよく聞きます。それで「脂っこいものは高カロリーだから血糖値も上がる」と考えるようですが間違っています。

血糖値が高いというのはたとえば夕食に揚げ物を食べたとき就寝時，ときには翌朝の血糖値が高いということであって，食後1～2時間ではありません。そしてA1c 7.0％の患者さんでは就寝時せいぜい200台半ばであって，翌朝は100台半ばのはずです。

原因は油脂ではなく糖質プラス油脂にあります。油脂自体は「高カロリー」でも血糖値を上げません。しかし，糖質の消化吸収を遅らせます。油脂といっしょに（ふだんと同じように）たんまり摂取された糖質がふだんよりはゆっく

り吸収される結果なのです。

菓子類，ファーストフードに含まれる油脂

　現代社会においては菓子類やファーストフードがたくさん出回っています。手近にあるものの一覧表を作成してみました（表2）。高脂肪のものが多い一方，超高糖質で低脂肪のものもあります。多様ですが特徴を次のように整理できるでしょう。

　①揚げ物，あるいは揚げ物を含むものは高脂肪である。

表2　さまざまな加工食品に含まれる三大栄養素の量

	カロリー(kcal)	重量 (g)			カロリー比率 (%)		
		糖質	脂肪	蛋白	糖質	脂肪	蛋白
クリームパン 100g	305	41.4	10.9	10.3	54	30	16
クロワッサン 50g	224	21.9	13.4	4.0	39	54	7
ショートケーキ 100g	344	47.1	14.0	7.4	55	37	8
ドーナッツ 60g	232	26.3	12.2	4.3	45	47	8
コロッケパン	375	51.2	18.9	5.8	55	45	10
お好み焼き	337	36.0	16.1	1.3	43	43	14
たこ焼き1個 20g	32	3.4	1.5	1.0	43	42	15
ミルクチョコ 58g	324	30.0	20.2	4.5	37	56	7
ビスケット1枚	61	7.7	2.9	1.0	50	43	7
ポテトチップス 90g	504	49.2	43.1	4.4	39	57	4
カップうどん	418	57.6	16.1	10.9	55	36	9
カップ焼そば	420	61.1	15.8	8.4	58	34	8
アイスクリーム（高脂肪）	371	35.6	23.1	5.3	38	56	6
ハムタマゴサンド	321	24.2	18.9	13.2	30	53	17
ハンバーガー	251	30.9	8.5	12.7	50	30	20
ダブルチーズバーガー	453	31.9	24.1	27.3	28	48	24
あんぱん 100g	280	50.2	5.3	7.9	72	17	11
しおせんべい 100g	373	83.1	1.0	7.8	90	2	8
どらやき 70g	199	41.2	1.8	4.3	83	1	16
大福もち 70g	165	37.0	0.4	3.4	90	1	9
おにぎり（明太子）	177	37.6	0.6	3.5	88	3	9
コーラ 350ml	161	39.9	0.0	0.0	100	0	0
牛丼（並）	696	108.8	19.9	20.5	63	26	11
ハンバーグ 100g	204	12.4	12.0	11.6	24	53	23
牛肉コロッケ 60g	216	13.0	16.0	4.0	24	67	7
鳥から揚げ 100g	230	13.1	12.5	16.3	23	49	29
フライドチキン	237	7.9	14.7	18.3	13	56	31

注意：それぞれ一例を示したものであって，すべてが表のとおりではありません。たとえば，すべてのクリームパンが表に示す組成であるのではなく，一例がそのようである，ということです。

②洋菓子の類は高脂肪であるが低糖質でもない。

③和菓子やジュース，おにぎりは超高糖質で低脂肪である。

　留意すべきことがあります。表の下のほうにハンバーグや牛肉コロッケを載せました。それらは高脂肪で低糖質ですが，多くの場合，いっしょにパンや米飯を食べるのです。ハンバーグを申し訳程度の野菜とともにパンにはさんでハンバーガーに変身させると，もう低糖質ではありません。牛丼もそうです。丼ものや定食メニューはすべて同様です。具材やメインディッシュだけならば高脂肪で低糖質であっても米飯やパンが加わると全体ではむしろ高糖質です。麺類も高糖質です。しかも，とんかつ定食に麺がつくとかラーメンライスなどというメニューもあるのです。

　そうすると，菓子類やファーストフード（ファミレスメニューを含む）には「高脂肪＋低糖質」ではなく「高脂肪＋高糖質」のものが多く，そして，それに加えて「超高糖質」のものが多いことになります。

5　むしろ糖質が問題だ

食べ物には脂肪よりも糖質がずっと多く含まれる

　「脂肪摂取過剰が肥満の原因である」という認識が世間一般にあるようなので，脂肪（油脂）について，肉類，揚げ物と炒め物，菓子類，ファーストフードの順に見てきました。

　わかったことは次のことでしょう。

①「肉」ではなく「肉の脂身」が高脂肪である，つまり肉の脂身の摂取過剰に気をつければよい。

②揚げ物，肉の焼き物など加熱した油脂は「脂っこさ」と消化の遅延のためたくさんは食べられない。

③「高脂肪＋低糖質」の食品は米飯やパンとともに食べることが多く「高脂肪＋高糖質」となる。

④菓子類には高脂肪のものもあるが多くは同時に高糖質である。

その一方,「超高糖質＋低脂肪」の食品がいっぱいあります。菓子類, ファーストフードでは和菓子やおにぎり, ジュースがそうですが, そもそも基本食材である米, 小麦, 果物, 芋類は「超高糖質＋低脂肪」なのです。

つまり, 日常の食べ物には脂肪よりも糖質がずっと多く, 私たちは糖質豊富の食文明の中に生きているのです。

戦後, 糖質摂取が減ったのは1970年代まででその後は横ばいです。米の消費が減っても小麦の消費が増えました。そして米の消費が減ったとはいえ米はやはり主食です。「何をおかずにしてごはん（米飯）を食べようか」というのがふつうの感覚です。温かいご飯に卵をかける, 梅干やのりで食べる, 納豆ご飯にするなどきわめて日常的であって, 思い浮かべただけでもほっとするものがあります。

日本には「丼もの文化」があります。種類は豊富で, カツ丼, 天丼, うな丼, 親子丼, 鉄火丼, 牛丼などの代表だけでなく, 創意工夫によっていくらでも考案されるのです。

以上の考察から, 食習慣や食の供給の視点に立つと,「脂肪と糖質ではどちらが太りやすいか」の答えは「糖質」としてよさそうなのです。

糖質摂取は農業地域でより多いと推定します。

私の勤務する病院の近郊にはおいしい柿やとうもろこしが生る地域がありますが, 多くは地元で消費されるようです。とくに柿が大好きな人がひじょうに多く, 秋にたわわに実るとついつい食べ過ぎてしまうようです。餅やほし芋が「自家製」という話もよく聞くことです。

「太る原因, 血糖値を上げるものは米やパンではなく砂糖と脂肪だ」という根強い誤解も糖質摂取を後押しすると考えます。

患者さんは異口同音に「脂っこいものを減らすよう努力している」といいます。パンにバターよりもジャムを塗る人が多いのです。「今日の昼食は軽く（かけ）蕎麦だけにしました」としんけんな顔で報告してくださる患者さんもいます。豚肉を食べるとき豚をイメージするのか,「肉を食べると太る」と飛躍する人もあるようです。しかし豚は穀物（つまり糖質）で肥育するのです。

主食が高カロリーである

　私たちが食べる食品の中に，「超高糖質」のものがたくさんあります。

　和菓子や果物がそうですが，代表は「米飯」なのです。

　そのことに気づいていない人が多いようです。主食である米を食べることは自然だという思いがはたらいているのかもしれません。

　反対に，現在の糖尿病食において揚げ物は「高カロリー」ということで半ば敵視されています。

　ところが手元のカロリーブックを見ると，たとえば豚ヒレかつ（豚ヒレ肉100g）は334kcalとあります。一方，米飯200gは336kcalです。

　豚ヒレ肉100gの「かつ」は米飯200gとほぼ等カロリーなのです。つまり，米飯は揚げ物と同等に高カロリーなのです。

　肉100gの「かつ」の「ころも」は1つの目安で200kcalと計算されます。それは米飯125gに相当します。

「ころも」を残すのでなく米飯を減らす

　米飯は揚げ物と同様に高カロリーですが，米飯が高カロリーであることは看過され揚げ物が高カロリーということだけが重視されます。揚げ物を食べる回数を減らし，食べる場合には「ころも」を残しましょう，なんて話も出るのです。肉100gを焼くとか煮込むとかではなく揚げ物にして食べるとカロリーは200kcal増えます。そのカロリー増が問題とされ，「ころも」を残しましょう，となるのです。

　しかし，揚げ物でおいしいのは「ころも」なのです。分厚いところを中心に一部はずすことには私も賛成ですが，おいしさを損なうほど大きくはずすのはいかがなものでしょうか。

　別の解決策があります。

　「ころも」を残すのではなくて米飯を減らすのです。「ころも」を食べたい分，米飯を減らすのです。

　ここで問題が生じそうです。米飯を減らすとお腹がすく，ということです。揚げ物はおいしいので，ふだんよりもご飯がすすむ可能性もあります。「ころ

も」の分，単に米飯を減らすことは容易ではないかもしれません。

　そこで登場するのが「野菜（きのこ，海藻を含む）」です。きゃべつ，ブロッコリーなどの生野菜でもほうれん草のおひたしでもけっこうです。

　野菜と揚げ物や肉の焼き物との相性は非常によいのです。生野菜をボールいっぱい出されても，なにもつけないと食べるのに苦労します。ドレッシングをつけるとおいしくなりますが満足感は得られません。野菜サラダは所詮，肉料理，魚料理の前菜でしょう。

　野菜は，揚げ物や肉の焼き物があると，けっこうおいしく食べられ，米飯の量を減らすことができるのです。「くどさ」と「あっさりさ」がうまく調和するのかもしれません。

　「ころも」ではなく米飯を減らすことで糖質制限にもなります。

　「ころも」の中の小麦粉とパン粉に含まれる糖質は1つの目安で20gとのこと。米飯125g中の46gより少なくなります。「ころも」を残さず米飯を125g減らした場合，野菜の摂取を増やした分の糖質を考慮しても，糖質は20g以上減ることになります。

　つまり，「糖質文明」の中で糖質減を検討するとき，油脂に野菜を合わせることが有用な戦略となるのです。

第12章

糖質を制限する

　食後血糖値を上げるのは糖質だけです。そして前章において，肥満の原因として豊富に存在する高糖質の食べものの存在は大きいと考えられました。それゆえ糖尿病食において糖質摂取量を制限することは自然のこととも考えます。
　しかし，「食」の中心が糖質であることもたしかな事実です。食文化と食の供給の見地からは，「糖質制限」はけっして容易ではありません。
　本章では，実行可能な「糖質制限食」を考えていきます。

1　「糖質制限」の目標値

「糖質制限」の問題点
　「糖質制限」に対して次のような問題点が提示されています。
　①脳はエネルギー源として通常，ブドウ糖だけを利用する。糖質制限によって脳へのブドウ糖供給に支障をきたすおそれがある。
　また，糖質制限すると相対的に脂肪と蛋白質の摂取が増えることになりますが，
　②飽和脂肪酸摂取過剰が動脈硬化進行とインスリン抵抗性増強に関与するおそれがある。
　③蛋白質摂取増加が腎機能障害の原因になるおそれがある。

　私は以下のように問題は大きくないと考えました。
　①米国糖尿病学会（ADA）は一日の糖質摂取の下限を130gとしていますが，

米国人の一日の摂取カロリーを平均 2000 kcal と少なく設定してもカロリー比率は 26％ となります。このような低糖質の食事を調達することは容易ではありません。現在の人類の食文明の中で糖質は豊富に存在していて，糖質を含まない食品は肉，魚，卵，調理油，バターくらいなのです。よほど徹底して糖質制限を行わない限り糖質不足は起こらないのです。

②肉の脂身やバターなど飽和脂肪酸の多い食品をマークすればよいわけです。肉は赤肉中心であればふつうに食べる分量で飽和脂肪酸過剰（摂取カロリーの 7～10％超）の要因にはならないでしょう。むしろトランス脂肪酸を含みえる硬化油に注意が必要です。基本的に加工食品については何でできているか吟味しながら食すべきではあります。

③腎機能障害がなければ体重 1 kg あたり 2 g 程度までは蛋白質を摂取しても問題はない，という成書の記載もあります。その場合，摂取カロリーを標準体重 1 kg あたり 30 kcal とすると，蛋白質のカロリー比率は 27％ となります。その程度までは腎機能障害がないことを条件に蛋白質摂取の増量は可能ということです。

以上から，現在の日本糖尿病学会の糖質摂取の推奨はカロリー比率で 50～60％ ですが，たとえば緩やかに 45～50％ 程度に制限することの問題は医学的にはないと考えます。問題が生ずるとすれば食文化や嗜好，そして食の供給などについてです。

糖質制限が妥当と考える根拠を 1 つ追加します。

日本人はずっと米を中心とする超高糖質食を昭和 30 年頃まで摂取してきました。しかしそれはほんの数千年前からなのです。稲作，あるいは農耕文明が始まる以前は狩猟採集生活でした。その時代にどのようなものが食されたかと推定するとき，糖質が豊富にあったとは考えにくいのです。地球上に豊富に繁茂する植物の主要構成炭水化物であるセルロースをヒトは消化できません。木の実や果実，芋類などの糖質がはたして豊富にあったのでしょうか。獣，鳥，魚，昆虫など動物は基本的に蛋白質と脂質でできているのです。

つまり狩猟採集生活において人類は高脂肪，高蛋白，低糖質の食べ物を摂取

してきたのです。ブドウ糖は不足するときには蛋白質などから変換されたのでしょう。農耕文明によって人類は大量の糖質を手にいれたのです。それによって多くの人口を養えるようになりました。そして糖質はおいしいものであって豊かな食文化が発展しました。

しかし，よく指摘されるように，遺伝子はゆっくり変化するのです。現代人の遺伝子は狩猟採集生活の時代とほとんど同じであって，遺伝子的に現代人に適しているのは高糖質食よりも高脂肪＋高蛋白食であると考えられるのです。

スーパー糖質制限食は現実的か

糖質制限食はまだ公式には認知はされていませんが，だいぶ普及してきているようです。しかし，その多くは厳しいもので，実行は容易ではない印象があります。

米国では，自身1型糖尿病であるバーンスタイン医師が，自身および多くの患者さんの治療経験をもとに著書を刊行しています。かなり厳しい糖質制限を行ったところ血糖コントロールは正常に近く維持され，以前はあった体調不調も，出現していた糖尿病合併症（重症ではなかったと推定しますが）も消失したと記載しています。

日本でも自身糖尿病である江部康二医師が著書を刊行しました。

糖質，脂肪，蛋白質のカロリー比率は，主食（米飯，パンなど）をいっさいとらないで高度に糖質を制限した「スーパー糖質制限食」では，それぞれ15〜20％，55％，25〜30％，昼食には主食をとることを許容した緩やかな内容の「通常糖質制限食」ではそれぞれ35％，40％，25％程度とのことです。

日本の通常の糖尿病食と比べると「スーパー糖質制限食」では，脂肪，蛋白質の比率ともほぼ2倍となっています。主食を減らして糖質の少ないおかずを増やすために，肉，魚の使用が増えています。

糖質を制限した分だけ血糖値上昇は顕著に抑制され，血糖降下剤を投与している患者さんでは投与量を大きく減らせるし中止できる例もあるといいます。また，脂肪摂取比率が高いことによって血中脂質に異常が出る懸念を持ったそうですが，LDLコレステロールは通常の糖尿病食と変わりなくトリグリセリ

ドは下がったとのことです。体重増加も起こらなかったとあります。

　アルコールについては糖質を含むビール，日本酒，ワインは不可ですが，糖質を含まない蒸留酒の焼酎，ウィスキーは適正量可としています。

　「スーパー糖質制限食」の糖質のカロリー比率 15～20％，というのが通常の食物をとる生活で達成できる糖質制限の限界なのでしょう。肉や魚，卵ばかり食べるわけにはいきません。穀類や果物を制限しても野菜や豆，乳製品にも糖質は含まれるので，これ以上に糖質の摂取率を下げることは不可能なのです。ただし糖質カロリー比率 15～20％では糖質不足となるおそれもあります。不足分は蛋白質から合成されるのでしょうが，脳の活動や身体活動が大きいとき，それでまかなえるのでしょうか。やや疑問ではあります。

糖質比率「50％」を目指す

　現実の問題として，きびしく糖質を制限することは実践可能でしょうか。

　江部医師の著書に一日 1200 kcal の糖質制限食が写真つきで紹介されています。たとえば夕食の献立は，味噌汁，蒸し豆腐あんかけ，鰆の照焼，胡麻和え，豚肉ソテー，とけっこう豪華な内容となっています。

　とても 400 kcal ちょっとの食事には見えません。私たち日本人は「主食」として高カロリーの米飯を摂取する食事に慣れ親しんできました。その主食をなくすと一日 1200 kcal 食でも豪華なおかずが並ぶことになるのです。

　アルコール好きの人であれば，糖質ゼロである焼酎を飲みながらおかずだけを食べる，という食事をたのしめるでしょう。しかし，米飯が大好きという多くの日本人にとって，あるいはアルコールをそれほど好まない人にとっては，たとえ豪華でもおかずだけを並べられても満足感を得られないものと考えます。きびしい糖質制限食は多くの日本人にとって実践困難ではないでしょうか。

　私は糖質のカロリー比率「50％」を目指すことが妥当と考えます。

　「50％」では学会基準の 50～60％の下限ですから実践は容易である，あるいは，効果が小さい，と考える人もいるかもしれません。しかし，第 8 章でも述べたように，日本人の糖尿病の人には「60％超」である人がたくさんいるのです。彼らにとって「50％」はけっしてあまい目標値ではありません。食事

療法は継続して行わないと意味がなく，豊かな糖質文化の存在する日本において「50％」は無理のない努力で継続して実践できるラインではないかと考えます。

よりきびしい糖質制限はより大きな効果を期待できるとも推定されますが，食習慣や食の供給の問題が大きくあります。そして，脂肪と蛋白質摂取が高度に増えることについて現在の医学知識は「問題なし」とはしてくれません。

2　私の考える「糖質制限食」

私の「糖質制限食」の実際

いきなり「50％」といわれても患者さんは当惑するばかりです。

まず三大栄養素から話を始めます。糖質が血糖値を上げる本体であるだけでなく肥満の原因である可能性が大きいことを説明します。そして糖質についての具体的な話に入っていきます。

①糖質を多く含む食品を知る

糖質を含む食品はたくさんあります。次のようにグループ分けすることが有用です。

1群：糖質を豊富に含む食品（基本食品，食材）
　　　　米飯，パン，麺，芋類，果物
2群：糖質を豊富に含む食品（加工食品）
　　　　和菓子，餅，洋菓子，菓子パン，カップめん，お好み焼き，たこ焼き，ピザ，アイスクリーム，ジュース
3群：糖質をけっこう多く含む食品（食材）
　　　　揚げ物のころも，餃子の皮，レトルトカレー，練り製品，かぼちゃ，れんこん，豆類の一部，牛乳，調味料（砂糖，みりんなど）

1群は三大栄養素のうち糖質がほとんどを占める食品（食材）です。そして，現代社会には1群の食材をふんだんに使った加工食品がたくさんあるのです。それらを2群としました。

1群と2群が糖質を供給する中心の食品（食材）です。確実に糖質量を計算する（カウント）する必要があります。米飯については繰り返し計量して，外食の際に目算で精度高く重量を推定できるようにしておきます（「低脂肪であればヘルシー」という考え方が支配的なのでしょう。メニューに総カロリーと脂肪の量しか記載していない店もあります。閉口する次第です）。

　2群に属す食品には提示したもの以外にもたくさんあります。加工食品を食するときにはパッケージにある成分表でかならず確認する必要があります。常用する食品について含まれる糖質量を記載した，それぞれの人の一覧表「パーソナルリスト」を作成します。

　3群の食品はけっこう糖質を含みますが1，2群ほどではありません。摂取する頻度が高いものについて「パーソナルリスト」に加えることになります。

　②**「糖質摂取許容量」を知る**

　一日3食で2000 kcalの人で一日の「糖質摂取許容量」は糖質比率「50％」では250gとなります。食品交換表で使われる1単位80 kcalを利用すると「糖質摂取許容量」は単位数の10倍となります。あるいは一日の摂取総カロリーを8で割ることで得られます。3食のカロリー均等であれば1回の食事の「糖質摂取許容量」は83gとなります。

　「糖質比率50％」とは「3食」に関してであって，活動代謝が多いときに摂取する糖質リッチの間食は含まれません。

　③**米飯摂取量の限界を知る**

　主食が最大の糖質供給源ですから，米飯を何g食べられるかを知ることは重要です。

　米飯はその重量の2.7分の1の糖質を含むので，一日の糖質量250gの人では675g，1食225gとなります。

　しかしおかずにも糖質は含まれるのです。2群，3群以外にも，たとえば葉野菜や大豆でも糖質は多くはないですが含まれます。それらを各食10gとすると，「米飯摂取限界」は1食200gとなります（けっこう少ないのです）。

　米飯の代わりにパンや麺を食するときも同様の計算をします。

　そして，おかずに2群，3群の食品があるとき，デザートに果物や菓子を食

するときには，確実にそれらに含まれる糖質に相当する分の米飯を減らします。

　減らすべき米飯量は，おかずに具材100gの揚げ物があれば54g，餃子8個であれば86gです。デザートに大福を食べるときは100gと計算されます。概算になるところがあっても，食べる以上，絶対にカウントする必要があります。けっして妥協は許されません！

　とくに，穀物，芋類，果物，菓子は糖質を供給する代表食品であって，それらはたがいに交換可能であって「トータルで考えるべきもの」であることをきちんと認識する必要があります。

④蛋白質をきちんととる

　主食を減らして「おかず」を増やすのです。そして，「おかず」の中心は蛋白質です。

　「糖質 対 脂肪」ということで検討は始まり「糖質制限」の方向になったのですが，実際の献立を考えるとき意識して増やすべきものは脂肪ではなくて蛋白質なのです。

　理由は簡単です。おかずを構成する食材は，芋，かぼちゃなど糖質リッチのもの，三大栄養素よりもビタミンや繊維が栄養素の中心である野菜を除くと蛋白質を多く含むものなのです。糖質を減らすとき蛋白質を増やさず脂肪を増やすとすると，可能なおかずは野菜サラダ（ドレッシングたっぷり）と野菜炒めしかないのです。脂肪は食感を良くして満足感を増やす脇役であると捉えるべきです。

　一日に摂取すべき蛋白質をきちんと意識する必要があります。

　蛋白質を多く含む食品は，赤肉，魚，卵，乳製品，大豆食品です。

　糖質のカロリー比率を「50％」にすると，蛋白質は「20％」程度です。一日3食2000kcalでは，100gとなります。

　蛋白質は米飯や野菜にも少量含まれるため，メインの食品である赤肉〜大豆食品からとるべき量は80gと概算できそうです。どれを何gとれば計80gとなるかについての指導が必要です。

⑤野菜と油脂を加える

　米飯など主食を減らすかわりに野菜（きのこ，海藻を含む）を増やします。

しかし，野菜だけをたくさん食べることは容易ではありません。野菜だけでは米飯のおいしさに勝つことができず長続きしないでしょう。

　野菜をおいしく食べるために油脂を利用することが有用です。油脂は加熱したものが有用でしょう。くどさとあっさりさがうまく調和すると考えます。

　具体的なおかずをイメージしてください。非常にたくさんあるはずです。肉料理や揚げ物＋生野菜，おひたし。肉，魚と野菜の煮物，炒め物，蒸し物。すき焼きやしゃぶしゃぶは日本食の傑作ですが糖質制限もできるのです（もちろん，安易に餅や麺を入れてはいけません）。

　野菜を多く食することは「かさ」を増やすだけでなく栄養面でも大きな意味もあります。

　米飯（精白米）も白パンも低繊維で低ビタミンです。一方，野菜は低糖質で高繊維，高ビタミンです。主食を減らし野菜を増やすことで栄養面でもプラスとなるのです。

　大事なことを確認しておきます。「油脂＋野菜」の組み合わせが大事であって「油脂＋糖質」の組み合わせは好ましくない，ということです。エネルギー供給源の二大栄養素である糖質と脂肪の両方を重ねて多く摂取することが肥満の最大の要因なのです。糖質制限によって脂肪（油脂）摂取は増えますが油脂のパートナーとして糖質ではなく確実に野菜を選択することが重要なのです。

　最後に一応，念をおしておきます。

　私の提起する「糖質比率50％食」は，糖尿病を有するけれど明らかな糖尿病合併症やその他，明らかな慢性，急性の疾患を有しない人を対象にしたものです。糖尿病の予防にも有用です。

　腎臓，肝臓，心臓などの疾患を有する場合は，それぞれの疾患の食事療法の立場と血糖コントロールの立場とを合わせ解決策を見出すことになります。癌の患者さんでは別の視点での食事療法の考え方があるでしょう。

　糖尿病で合併症のない人でも急性疾患を有するとき，つまりシックデイのときには適応とはなりません。シックデイではカロリーを減らした上，低脂肪，低繊維が基本になると考えます。

つまり「糖質のカロリー比率50％食」は，糖尿病を有しているけれど明らかな合併疾患がなく，通常の社会生活，日常生活を営んでいる人を対象としたものです。

「野菜から食べる」ということ

食事の際に「米飯よりも先に野菜を食べましょう」ということが喧伝されています。同じ食事メニューでも野菜を先に食べると血糖値上昇の程度が小さくなるのです。

野菜は低糖質なので血糖値をたいして上げないが「かさ」が大きくインクレチンの分泌を高めてくれる。そこで高糖質の米飯を食べると血糖値上昇が緩和される，ということです。

この方法を励行することで野菜の摂取量が増え米飯が減って，体重が減ったという人がNHKの「ためしてガッテン」（2011年5月放送）で紹介されていました。

野菜への意識を高めることが糖質制限につながったと解釈できます。そして，糖質摂取過剰が肥満の原因であって「米飯」がまったく油断できない存在であることを確認させてくれました。

注意すべきことがあります。「野菜から食べると糖質制限につながる」からといって「糖質制限とは米飯を減らして野菜を増やす」と理解することは適切ではありません。「糖尿病には動物性食品はよくないが穀物がよくないことはない」という古くからある間違った解釈を保持しているのでしょうか，「低蛋白」に陥っている人もいます。米飯を減らして野菜を増やしても低蛋白は解決しません。

そして，野菜だけでなく蛋白質と脂肪を多く含む食品もインクレチン効果を期待できるのです。つまり，野菜だけを単独で最初に食べるのではなく，肉，魚，卵などを合わせてよいのです。油脂を使用してもよいのです。揚げ物も悪くありません（油の酸化の問題がありますから過剰には注意です）。

要するに，「蛋白質＋野菜＋油脂」の組み合わせを意識して先に食べ，糖質の主要供給源である米飯は量を減らして後に回す，ということになるのです。

アルコールについて

　これまでの糖尿病食事療法では，飲酒についてはアルコールをカロリーに換算して2単位160 kcalまで，とされました。

　アルコールの「害」を考えた場合，許容量はそれくらいでしょう。

　しかし，アルコール量をカロリー化することに意味があるのでしょうか。アルコールが栄養的にどの程度意味があるのか不明のところも大きいようです。むしろ，含まれる糖質の量に注目すべきと考えます。米飯とおかずを含め，トータルで糖質量を計算するのです。

　アルコール飲料はけっして糖質リッチとはいえません。焼酎は無糖で，ビールに含まれる糖質は350ミリリットル中に高々13〜14gなのです。米飯100gよりずっと少ないのです。

　適正量のアルコールを飲みながら低糖質のおかずを愉しんで米飯を減らすことは，糖質制限に役立つのです。

「糖質制限食」はスローフードである

　糖質制限食はスローフードといえます。自分でそれなりに手間をかけてつくることが必要です。

　コンビニ食やファーストフード，外食で実践することは容易ではありません。高糖質の加工食品が氾濫していますが一番の問題は「野菜不足」です。糖質を減らし蛋白質と脂肪を増やすことを可能にするには，野菜が十分に供給される環境が必須です。

　社会の中で食は健康第一を理念に提供されているとは限らないのです。惑わされずに正しい道を歩んでいきたいと考えます。容易ではなくても方針は明らかです。糖質を多く含む食品を意識すること，「蛋白質＋野菜＋油脂」の組み合わせを意識すること。それが目標の糖質制限を達成するためのスタートであると考えます。

3 なぜ，日本人の2型糖尿病が急増したのか

最後に，「日本人の2型糖尿病が急増した理由」に取り組んでみます。

次のような説明が一般には受け入れられているのではないでしょうか。

「日本では，戦後身体活動の低下とともに食生活の欧米化によって脂肪，とくに動物性脂肪の摂取が増えたために肥満および2型糖尿病が爆発的に増加した。」

なんとなく納得してしまいそうですが問題はないのでしょうか。

まず，「肥満（体脂肪増加）の主な原因は摂取エネルギー量の相対的過剰である」ことと「肥満→インスリン抵抗性増強→2型糖尿病」はたしかな事実としてよいでしょう。また，実験室レベルですが，脂肪酸の中でも飽和脂肪酸は（肥満を介さず）直接に糖尿病の原因（インスリン分泌低下，抵抗性増強）となることが示唆されています。

それゆえ，次の2点について確認する必要があります。

(1) 脂肪摂取増加が肥満人口の増加に関与したか
(2) 動物性脂肪摂取増加が糖尿病人口の増加に関与したか

疫学統計を利用して検証を試みます。

後藤由夫先生作成の有名な図を利用させていただきます（図7）。

エネルギー摂取量，脂肪摂取量の推移の様相から，1960年から2000年までを期間Ⅰ（1970年代前半まで）と期間Ⅱ（1970年代後半以降）の2つの期間に分けることが適当と考えます。動物性蛋白質摂取と動物性脂肪摂取の変動は一致するとしてよいでしょう。

図から次のことを読み取ることができます。

① 全期間を通して，自動車保有台数で代表される身体活動の低下（消費エネルギー量の減少）と50歳台男性のBMI（肥満の増加），推計糖尿病患者数の増加がきれいに一致している。
② 期間Ⅰでは摂取エネルギー量，脂肪摂取量，動物性脂肪摂取量のすべてが増加している。

第12章 糖質を制限する　177

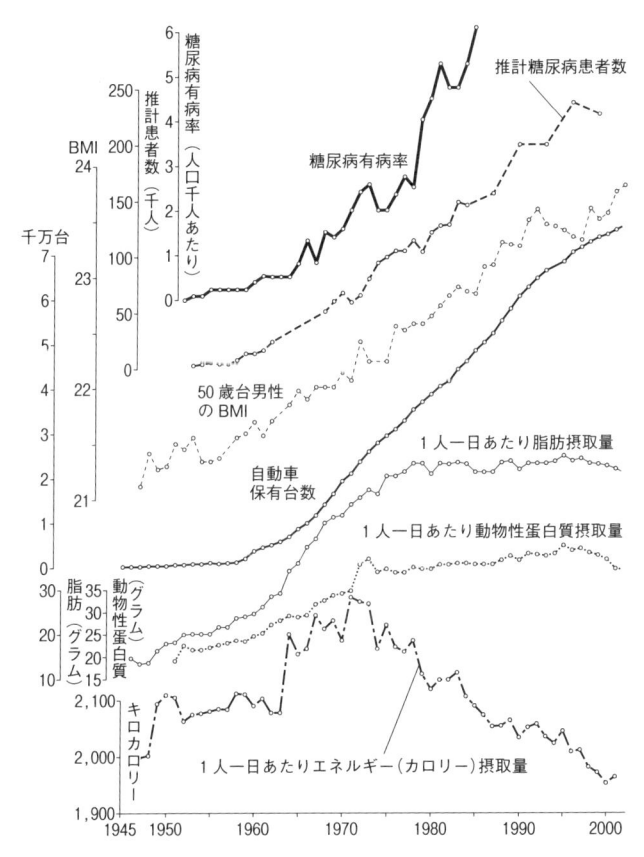

図7　糖尿病の有病率の増加と関係する因子の推移
後藤由夫『私の糖尿病50年』[http://www.dm-net.co.jp/gotoh/43/] より。

③期間Ⅱでは摂取エネルギー量は漸減，脂肪摂取量と動物性脂肪摂取量は緩やかな微増にとどまっている。

　まず，たしかな事実である「肥満（体脂肪増加）の主な原因は摂取エネルギー量の相対的過剰である」を確認します。期間Ⅰでは摂取エネルギーが増加し消費エネルギーが減少していますから間違いありません。期間Ⅱでは摂取エネルギーは漸減していますが，それ以上に消費エネルギーの減少（身体活動量の減少）が大きかったものと考えるべきでしょう。

次に「脂肪摂取増加が肥満人口の増加に関与したか」については，期間Ⅰでは肯定されますが期間Ⅱでは否定されます。つまり，過去において脂肪摂取増加が原因で摂取エネルギーが増加して肥満の増加につながった時期があったのでしょうが，現在の問題とはいえないのです。

　そして動物性脂肪摂取についても，期間Ⅰはともかく期間Ⅱの2型糖尿病の増加に大きく関わったとはいえません。今後，動物性脂肪摂取がめきめき増加する事態に注意を払えばよいことになります。

　もちろん，すべて「平均」でものをいっているわけです。脂肪摂取増加，動物性脂肪摂取増加が糖尿病発症に関わった一群があることは否定できません。

　これまでの検討から，戦後の日本で2型糖尿病が大きく増加した主因は「肥満→インスリン抵抗性増強」であって，肥満の原因は「摂取エネルギー量の相対的増加」ですが「脂肪摂取増加の関わりは大きくはない」と結論されますが，それだけでいいのでしょうか。

　後藤先生は「老齢人口の増加」に言及しています。たしかに加齢によるインスリン分泌能低下は大きな要因であって，長寿を誇る日本において糖尿病人口増加への関わりは大きいと考えます。

　私は「糖質摂取の問題」が気になるのです。

　問題提起を致します。

　「昔の日本人は糖質をたくさん摂取したが糖尿病は少なかったのはなぜか。戦後，日本人の糖質摂取は大きく減ったはずである。糖質摂取が減ればインスリンの負担が小さくなるので，糖尿病増加の抑止力になったと考えられる。その効果を打ち消すほど「肥満→インスリン抵抗性増強」の効果が大きかったのだろうか。」

　結論からいうと，昔の日本人は糖質をたくさん摂取したけれど糖質処理に必要なインスリン量は多くはなかったと推定するのです。

　その理由は，身体活動量が高度に多かったことに加え，まだ飽食の時代ではなく「食の供給」が十分でなかったためにエネルギーの摂取が消費を上回らない「かつかつの状況」であったということです。

　具体的にどうだったのか推定してみます。

「朝食と昼食で糖質をたくさん摂取しても食後の身体活動が多かったので，血液中に増加したブドウ糖はインスリンの助けなしでどんどん筋肉に取り込まれ消費された。肝臓，骨格筋に貯蔵されていたグリコーゲンも夕食前には枯渇状態になっていた。そこで待ちに待った夕食である。夕食の量（糖質の量）は朝昼より多く，夕食後の身体活動は反対に少なかったと推定されるが，夕食で摂取した糖質の処理にインスリンがたくさん必要であったかというとそうではない。血液中に増加したブドウ糖は，吸い取り紙に吸い取られるようにどんどんグリコーゲン合成に回されただろう。」

身体活動で消費されるブドウ糖量が多かった上に，「かつかつの状況」であったため余剰のブドウ糖についても「インスリン感受性」が亢進していたため，インスリン必要量は多くなかったということです。

飽食の時代が到来して「かつかつの状況」を脱しエネルギー摂取が消費を下回ることのない状況では，身体活動で消費できないブドウ糖量は増えました。グリコーゲンの貯蔵も「枯渇」までには至らず，インスリン感受性亢進による「吸い取り紙現象」が期待できなくなりました。糖質摂取が減少してもインスリン必要量は増加したと推定します。日本人の糖質摂取量は戦後大きく減りましたが，それは1970年代までであって，その後はせいぜい漸減なのです。活動代謝で消費できない糖質量は大きく増加したでしょう。

飽食の時代にはさらに「不利な点」があると考えます。

それは，食べることの目的には「エネルギー摂取」だけでなく「たのしみ」もあるのですが，後者の要素が大きくなったことです。

昔と現代とでは糖質の中身がだいぶ変化しています。昔は糖質の大部分が米を中心とする穀類でした。現代では米の消費は減って菓子類やファーストフードから摂取される糖質の量が増えました。しかも簡単に手に入ります。それらを身体活動で体が欲しなくても「おいしい」という理由で食べてしまう機会も多いでしょう。中毒的に食べてしまう人も少なくはないのです。

糖質を摂取してもその後すぐ身体活動を増やせばインスリンの助けはそれほどなしで消費されるでしょうが，おいしいケーキやお菓子を食べたあと運動する，ということはふつうありません。テレビでも観ながら，あるいは団らんし

ながら漫然と食べるということが1つの常態なのです。ブドウ糖の処理にインスリンが必要で，しかもグリコーゲンの消費も不充分であればインスリン感受性は高くなく，きっちりインスリンが必要となるのです。

　以上の考察から，身体活動が減少して摂取エネルギー量が相対的に増加する時代においては，「体脂肪増加→インスリン抵抗性増強」だけでなく「活動代謝で消費されないブドウ糖の増加」と「余剰ブドウ糖をグリコーゲン化するときのインスリン感受性の低下」も重要になってくると考えます。

　必要な対策は，活動代謝が減る分，確実に糖質摂取量を減らすことにあります。

　そして，次の結論が導かれることになります。

　「日本人の2型糖尿病人口が大きく増加した原因として身体活動量の低下は大きい。摂取エネルギー量を減らすとともに糖質摂取量をもう少し下げておく必要があった。」

運動習慣の途絶

　蛇足を承知で項をひとつ追加します。

　日本人の2型糖尿病人口が急増した主原因は「摂取エネルギー量の相対的増加」と考えます。

　それについて「身体活動の低下」が大きいわけですが，その中でも「運動習慣の途絶」が重要と考えます。

　これは日本固有の問題かもしれません。

　高校や大学で運動部に属し猛烈にスポーツに励み，たくさん食べます。糖質もふんだんに摂取します。卒業するとハードなスポーツの機会は遠のきますが，たくさん食べる習慣は止まらないのです。肥満してついに20～30歳台で糖尿病を発症するのです。清涼飲料水ケトアシドーシスの形をとる人もいます。20歳台で脳梗塞を発症した人もいました。

　スポーツには心身を鍛えるなど有用の要素も多いのでしょう。しかし栄養教育をなおざりにすると失うものも非常に多いと考えます。

終　章

「血糖コントロール法」の総括，そして基本の原理を振り返る

「血糖コントロール法」の総括

　本書は，「血糖コントロール法」について臨床医の立場から論理的探究を行ったものです。

　全体を振り返ります。以下の3つが主な論点になります。

　①「血糖コントロール良好」の定義（第2, 3章）
　②「血糖コントロール良好」実現のための理論（第6, 8章）
　③糖質摂取量をどの程度に制限するか（第9, 11, 12章）

　まず，「血糖コントロール良好」は糖尿病慢性合併症予防の見地から A1c ではなく「血糖値そのもの」の目標値を考える必要があります。それは，食後血糖値上昇の抑制と低血糖の回避を基本に考えます。A1c は広く普及していて「血糖変動の平均」を反映する便利な指標ですが，血糖コントロール良好に関しては「確認」することにその意義があります。血糖コントロール良好の要件としてインスリン抵抗性軽減のために「体脂肪管理」の重要性も忘れてはいけません。

　次に，血糖コントロール良好を実現するための理論です。3つあって，a) 起床時血糖値の調整，b) 食後血糖値上昇の抑制，c) 食後経過した時間帯でのエネルギー補充，です。b), c) については「マッチング」の考え方が重要でした。

　食事療法，運動療法，薬物療法と別々に論ずることでは「血糖コントロール良好」は達成されません。

　現在の糖尿病治療は薬物療法への関心に大きく偏っている印象があります。

もちろん，薬物療法には大きな意義があります．高度の高血糖やインスリン分泌不全があればインスリン療法が必須となります．2型糖尿病では起床時血糖値上昇に対しSU薬が必要ですし，DPP-4阻害薬やメトホルミンは病態改善のために早期からの投与が非常に有用であると考えられています．
　しかし，薬剤投与だけでは血糖コントロールは「ラフ（rough）」よりは改善しません．血糖変動を精度よく安定させるためには，糖質摂取と身体活動のマッチングを考えることが必須となります．食後血糖値には食事糖質量と食後身体活動のバランスが大きく作用します．食後血糖降下薬の投与は両者のバランスを確認した上で検討されるべきものと考えます．また，食後時間経過して身体活動が増加する際には，それに合わせて糖質の補充を行い，エネルギーの出納をイーブンにすることが重要です．
　3つ目の論点は「糖質制限」です．食後血糖値上昇の抑制のためには，「マッチング」に先行して血糖値を上げる本体である「食事糖質」を制限すべきですが，問題はその「程度」です．糖質を減らすと相対的に脂肪が増える，しかし，脂肪摂取増加は体脂肪増加につながるリスクがあるとされてきました．また，食事については「食文化」を切り離して論ずることはできません．それゆえ，肥満と食文化，その2つの視点から糖質摂取の適正量を探究しました．

　残りの章は「血糖コントロール法」の3つの主論点に副次的に関わるものですが，臨床の視点での知識の整理と確認を重視しました．
　第4章で体重（体脂肪）を扱いました．「血糖コントロール良好」には「体脂肪管理」が重要な要件となります．皮下脂肪，内臓脂肪，異所性脂肪に関する知識は重要です．そして，体脂肪管理には「目標体重」を設定することが有用となります．普及している「標準体重」は各個人の目標体重にはならないのです．
　第5章は「運動」です．NEATも血糖コントロールに関わる同じ身体活動であって運動とともにひとまとめにして扱う必要があります．運動は有用であって「早期効果（食後血糖値上昇抑制）」，「持続効果（骨格筋量増加による基礎代謝の増加など）」が期待できます．しかし限界もあって，とくに「後期反応（身

体活動が多いとき，遅れて血糖値が下がる）」があることを強調しておきます。

　第7章で血糖降下薬を扱いました。本書の主題の「血糖コントロール」の視点から，薬理作用に加えて「血糖変動曲線に与える作用：空腹時血糖値，食後血糖値のどちらを下げるか」ということを重視しました。血糖降下薬の投与，調整は A1c ではなく「血糖値そのもの」に基づいて行うべきものです。

　第10章は「糖質摂取の適正量」を論ずるための準備で栄養学に関するものです。栄養学の基本知識なしで糖尿病の食事療法を論じることはできません。分量が過剰にならない程度に調整しました。

基本の原理を振り返る

　さて，第1章が残りました。

　第1章の主題は，糖尿病はホルモンの問題とエネルギー代謝の問題が組み合わさった二元論的な疾患と捉えることができる，ということです。

　ホルモンの問題としては基礎インスリンと追加インスリン，インスリン抵抗性，インスリンとグルカゴンのバランス，そしてインクレチンが問題になります。まさにこれらが，従来から現在に至るまで，糖尿病研究の関心の中心でした。

　しかし，臨床の場に居て血糖コントロールに従事していると，エネルギー代謝の観点から見直すことが重要である印象を持つのです。

　まず，ブドウ糖とインスリンの関係です。

　ブドウ糖（糖質）摂取にて血糖値は上昇します。そして摂取したブドウ糖の処理にインスリンが関わりますが，ブドウ糖は活動代謝によりインスリンなしで利用されるのです。

　血糖変動を考えるとき，多様な患者さんの日常生活を「ブドウ糖摂取」と「活動代謝」という2つの変数を手がかりに把握することは必須です。ホルモン異常の病態から適切と考えられる血糖降下薬をあてがう，という考え方だけでは良好な血糖コントロールを得ることは困難なのです。

　そして，現在の2型糖尿病の爆発的増加の原因は「環境要因」にあるということです。エネルギーの摂取と消費に関する状況が大きく変化する中で「ホル

モン系」が対応し切れず破綻に至ったと理解されます。

ヒトに限らずすべての生物は生存のためにエネルギーを要します。

エネルギーについては「利用」とともに「貯蔵」の問題があります。

ヒトはエネルギー源としてブドウ糖と脂肪酸の2つを利用できます。

脂肪酸は速効性には欠けるも安定大量供給が可能で基本のエネルギーとして利用されます。一方，ブドウ糖は速効性という便利さを持つも酸化反応を起こしやすいという「有害性」も持つために扱いにくいものといえます。血液中のブドウ糖濃度（血糖値）を一定以上に上げるわけにはいきません。また，便利さゆえに脳の基本エネルギーに定めたので，一定以下に下げるわけにもいきません。

血糖値を狭い範囲に維持する必要があるのです。そこでインスリンとグルカゴンというペアのホルモンが生み出されたのでしょう。

しかも，ブドウ糖の血中濃度を狭い範囲に保ちながら余剰のものをグリコーゲンとトリグリセリドとして蓄えるようにしました。「利用」と「貯蔵」の問題を一石二鳥で解決した非常に巧みなシステムといえるものです。

しかし，システムは本来，恒久的に機能することはなく破綻しやすいものなのです。太古の狩猟時代につくられたシステムは，農耕文明の発展には耐えても飽食かつ身体活動低下の現代において危機に瀕しているのです。

それは自然のことでしょう。エネルギー，糖質ともに非充足の状況でつくられたシステムがともに相対的過剰の状況にマッチするはずはないのです。

このミスマッチを解決するアプローチは2つあります。

環境（生活習慣）を変えることと，環境に順応するようにシステムの不備を薬剤で補うことです。

有用な血糖降下薬が次々に開発されてきました。2型糖尿病においては早期の薬剤介入によって進行を遅らせることが現実的となってきています。今後もさらに有用な薬剤が開発されるでしょう。

しかし，2型糖尿病増加の大きな原因である環境（生活習慣）の見直しが重要でなくなることはないはずです。発症に環境の関与が大きいとはいえない1型糖尿病においても，血糖コントロールには環境要因が大きく関わることを強

調しておきます。

　現代的環境（生活習慣）は膵β細胞への負担を強いるものです。インスリンの節約のためには糖質とエネルギー摂取の相対的過剰を是正することは必須の要件です。

　この要件を現代の糖質文化，そして機械文明からの恩恵を大きく損なうことなく解決することが絶望的に困難とは考えません。解決の端緒は，現在の糖尿病診療において軽視されがちなエネルギー代謝の視点を重視することにあると考えます。

　私の「血糖コントロール理論」において，思考の軸に「エネルギー代謝」があることを最後に強調して，筆をおきます。

あとがき

　本書の着想から完成までに10年近くを要しました。
　忙しく従事させていただいている臨床と並行して創出の作業は行われました。患者さんの指導やコメディカルスタッフとのミーティングの中でヒントを得て思考を発展させ，それを臨床の場面で確認する。そのようなことが繰り返しありました。
　それゆえ，本書は臨床の地道な営みの中からゆっくりと丹精されながら生まれたものであるといえます。

　中東遠総合医療センターは袋井市民病院と掛川総合病院の合併により平成25年5月1日に誕生しました。
　私は袋井市民病院に20年間勤務しました。医師不足で多忙ではありましたが，袋井市民病院には創出の作業を可能にする良好な環境があったと思います。
　院長であられた小早川雅洋先生には多大にお世話になりました。原稿を精読の上，貴重なご意見多数を頂きました。
　そして，出版の方向性を定めていただいた井口昭久先生（名古屋大学名誉教授，愛知淑徳大学教授），ご多忙のなか査読をしていただいた匿名のレフェリーの先生，未熟な原稿を完成へ導くために共に奮闘していただいた名古屋大学出版会の神舘健司氏。
　大変お世話になりました。深謝いたします。

平成25年12月

著　　者

参考図書

本書執筆にあたり糖尿病関係の専門書，雑誌，医学文献で広く流通しているものを適宜参照しましたが，出所を明らかにすべきと考えたものについてはその都度，本文中に示しました．それ以外に，第10～12章を中心に下記の著書を参考にさせていただきました（刊行順）．

平田幸正『糖尿病の治療』文光堂，1991年
渡辺正『朝食不要論』情報センター出版局，1999年
蒲原聖可『ダイエットを医学する』中公新書，2001年
高田明和『「砂糖は太る」の誤解』講談社ブルーバックス，2001年
東茂由／甲田光雄『長生きしたければ朝食は抜きなさい』KAWADE夢新書，2002年
細谷憲政／馬場茂明監修『新しい糖尿病の食事・栄養療法』チーム医療，2002年
三浦義孝他『食卓の生化学』医歯薬出版，2002年
帯津良一／幕内秀夫『なぜ「粗食」が体にいいのか』三笠書房，2004年
渡邊昌『糖尿病は薬なしで治せる』角川ONEテーマ21，2004年
櫻庭雅文『アミノ酸の科学』講談社ブルーバックス，2004年
山下亀次郎『糖質の機能と代謝』文光堂，2004年
江部康二『主食をとらないと糖尿病は良くなる』東洋経済新報社，2005年
生田哲『心の病は食事で治す』PHP新書，2005年
鎌田實『ちょい太でだいじょうぶ』集英社，2006年
動脈硬化予防，Vol.5，No 2，メジカルレビュー社，2006年
E.S.カネラキス著，林伸一訳『健康と長寿のためのユニーク栄養学講座』フジメディカル出版，2007年
柴田博『病気にならない体はプラス10キログラム』ベスト新書，2008年
高田明和『健康神話に騙されるな』角川ONEテーマ21，2008年
帯津良一『自然治癒力で生き返る』角川ONEテーマ21，2008年
前田和久『メタボリックシンドロームを防ぐ「グッド・ダイエット」』医歯薬出版，2008年
井村裕夫『進化医学からわかる肥満，糖尿病，寿命』岩波書店，2008年
太田喜義訳『バーンスタイン医師の糖尿病の解決』金芳堂，2009年
『新食品成分表』とうほう，2009年
渡辺雄二『食べて悪い油食べてもよい油』静山社文庫，2009年
渡邊昌『栄養学原論』南江堂，2009年
上西一弘『栄養素の通になる』女子栄養大学出版部，2010年
和田秀樹『「がまん」するから老化する』PHP新書，2011年
浜崎智仁『コレステロール値が高いほうがずっと長生きできる』講談社+α新書，2011年

索　引

A-Z

ACCORD スタディ　29
AMP キナーゼ　71
BMI　52, 67
DCCT　20
DECODE スタディ　21
DHA　139
DPP　64
DPP-4 阻害薬　91, 99, 113
EPA　139
FBG　38
GIP　12
GLP-1　12
GLP-1 アナログ　99
GLUT4　71
IGT　21
$n-3$ 系多価不飽和脂肪酸　139, 141
$n-6$ 系多価不飽和脂肪酸　139, 141, 142
NEAT　73
PPARγ　94
small dense LDL　144
SMBG　37, 43
SU 薬（スルホニル尿素剤）　81, 90
UKPDS　21

ア　行

暁現象　36
アディポネクチン　60, 94
アミノ酸スコア　146
αグルコシダーゼ阻害薬　80, 96, 112
遺産効果　29, 48
異所性脂肪　54, 57, 81, 95, 138
一価不飽和脂肪酸　139, 142, 152, 156
インクレチン　12
インクレチン関連薬　81, 99
インスリン　5, 184
インスリン拮抗ホルモン　10, 114
インスリン抵抗性　34, 55, 57, 81, 149, 166, 176
オレイン酸　139, 151

カ　行

カーボカウント　116
活動代謝　4, 50, 83, 108
肝脂肪　55, 57
間食　81, 107
起床時血糖値　37, 79, 80
基礎インスリン分泌　8, 16, 81, 86
基礎代謝　4, 50
筋脂肪　55, 57
グリコーゲン　3, 16, 72, 75, 179, 184
グリセミックインデックス　136
グリニド　96, 112
グルカゴン　10, 12, 16, 81, 184
継続効果（運動の）　70
ケトアシドーシス　76, 133
交感神経亢進症状　25
後期反応（運動の）　74
高浸透圧高血糖症候群　11
コレステロール　142, 144, 151
混合型インスリン注射　89

サ　行

細小血管症　20
砂糖　132
三大栄養素　116, 125, 129, 148
持効型インスリン注射　81, 86
脂質　138
視床下部　58, 62
シックデイ　89
脂肪細胞　56, 94, 138
脂肪酸　1, 139, 184
脂肪制限　154
食後血糖値　21, 31, 79, 106, 149
食事産生熱　49
食品交換表　116
食物繊維　7, 80, 130, 135
セットポイント　60, 63
早期効果（運動の）　70
早朝空腹時血糖値　38
速効性インスリン注射　80, 98, 113

タ 行

大血管症　20
体脂肪　33, 138
体重コントロール　34, 48
単純糖質　134
炭水化物　6, 129, 131
蛋白質　146, 172
チアゾリジン薬　56, 81, 94
窒素平衡　147
中間型インスリン注射　86, 89
朝食前血糖値　37
追加インスリン分泌　8, 12, 15, 79, 97
低血糖　16, 22, 82
低血糖症状　24
でんぷん　132
糖化反応　39
糖質　6, 105, 131, 152
糖質制限　88, 108, 119, 135, 149, 154, 166
糖の新生　10, 16, 81
動物性脂肪　139, 158, 176
トランス脂肪酸　140, 142
トリグリセリド　3, 54, 95, 138, 149, 184

ナ 行

内臓脂肪　53
慣れの現象　26

ハ 行

乳酸アシドーシス　95
皮下脂肪　53
ビグアナイド　95
肥満　52, 149, 176
標準体重　67, 124
複合糖質　134
ブドウ糖　1, 184
ブドウ糖不応性　55, 81
舟形スタディ　21
不飽和脂肪酸　139
ヘモグロビン A1c　17, 30, 38
飽和脂肪酸　138, 142, 152, 156, 166

マ 行

無自覚性低血糖　18, 26
メトホルミン　81, 99
目標体重　66, 126

ヤ・ラ行

油脂　80, 137, 138, 156, 172
リノール酸　139, 151
レシチン　138, 145
レプチン　58
レプチン抵抗性　59

《著者略歴》

日吉 泰雄（ひよし やすお）

- 1956年　静岡県に生まれる
- 1986年　名古屋大学医学部医学科卒業
  　　　　聖霊病院，名古屋大学医学部附属病院を経て
- 1993年　袋井市立袋井市民病院（2013年より中東遠総合医療センターへ病院統合）に勤務
- 現　在　中東遠総合医療センター糖尿病・内分泌内科診療部長

血糖コントロールの実践

2014年4月10日　初版第1刷発行

定価はカバーに表示しています

著　者　日 吉 泰 雄
発行者　石 井 三 記

発行所　一般財団法人 名古屋大学出版会
〒464-0814　名古屋市千種区不老町1 名古屋大学構内
電話(052)781-5027／FAX(052)781-0697

Ⓒ Yasuo Hiyoshi, 2014
印刷・製本　㈱太洋社
乱丁・落丁はお取替えいたします。

Printed in Japan
ISBN978-4-8158-0764-1

Ⓡ〈日本複製権センター委託出版物〉
本書の全部または一部を無断で複写複製（コピー）することは，著作権法上の例外を除き，禁じられています。本書からの複写を希望される場合は，必ず事前に日本複製権センター（03-3401-2382）の許諾を受けてください。

堀田饒監修　糖尿病と血管障害に関する研究会編
糖尿病
―予防と治療のストラテジー―
B5・336 頁
本体5,000円

F・B・フー著　小林身哉他監訳
肥満の疫学
B5・492 頁
本体9,500円

井口昭久編
これからの老年学〔第二版〕
―サイエンスから介護まで―
B5・354 頁
本体3,800円

Y・ダーシィ著　波多野敬他監訳
高齢者の痛みケア
A5・218 頁
本体2,700円

J・ストロング他編　熊澤孝朗監訳
痛み学
―臨床のためのテキスト―
B5・578 頁
本体6,600円

H・ヨアンソン他編　間野忠明監訳
ストレスと筋疼痛障害
―慢性作業関連性筋痛症―
A4・310 頁
本体8,400円

古池保雄監修　野田明子他編
基礎からの睡眠医学
B5・460 頁
本体5,800円

島本佳寿広編
新版 基礎からの臨床医学
―放射線診療に携わる人のために―
B5・282 頁
本体3,700円

長谷川幸治著
最新 よくわかる股関節の病気
―手術をすすめられた人のために―
A5・188 頁
本体2,200円

鈴木富雄／阿部恵子編
よくわかる医療面接と模擬患者
A5・192 頁
本体1,800円

下野恵子／大津廣子著
看護師の熟練形成
―看護技術の向上を阻むものは何か―
A5・262 頁
本体4,200円